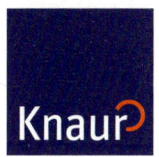

Ursula Summ

Natürlich *abnehmen mit* Trennkost

100 Rezepte zum Schlankwerden und -bleiben

www.knaur-ratgeber.de

Inhalt

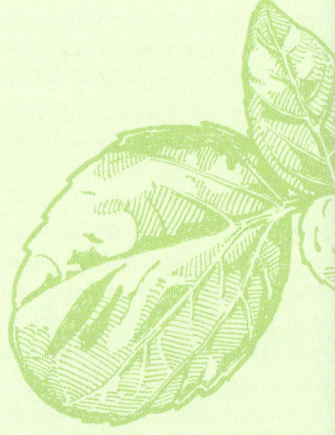

Vorwort

Liebe Leserinnen, liebe Leser!

Was schmeckt, soll auch guttun!

Sicher haben auch Sie schon häufig die Erfahrung gemacht, dass Ihnen das gleiche Essen einmal gut, ein andermal schlecht bekommen ist, was die Verdauung oder auch die Fettspeicherung betrifft. Man sagt zwar: »Es kommt alles in einen Magen, und ausschlaggebend für das Befinden ist die aufgenommene Menge an Kalorien, Fetten und Zuckerstoffen«, doch die Bekömmlichkeit einer Mahlzeit hängt wesentlich auch von anderen Faktoren ab.

So kann eine Mahlzeit mit einem Fleischgericht, Kartoffeln und Gemüse sowie Obstsalat als Nachtisch nicht nur zu Verdauungsbeschwerden führen, sondern sich auch auf der Waage negativ bemerkbar machen, wenn sie häufig auf dem Speiseplan steht. Das gleiche Hauptgericht, jedoch ohne die Kartoffelbeilage, der gleiche Obstsalat als Zwischensnack gegessen, ist hingegen auch für Menschen mit empfindlichem Magen gut bekömmlich.

Nun lassen sich eingefahrene Ernährungsmuster oft nur schwer ändern. Wer von Kindheit an gewohnt ist, Fleisch oder Fisch zusammen mit Kartoffeln, Nudeln oder Reis zu essen, ist schwer davon zu überzeugen, plötzlich andere Essgewohnheiten anzunehmen. Oft bringen uns erst unangenehme Begleiterscheinungen wie Übergewicht oder ernährungsbedingte Krankheiten zur Einsicht, dass »richtiges Essen« wichtig ist.

Heißt das nun, dass wir nie wieder nach Herzenslust schlemmen dürfen? Keineswegs! Mit Trennkost können Sie köstliche Mahlzeiten genießen und kommen dabei Ihrer Wunschfigur immer näher. Wie und warum das funktionieren kann, erfahren Sie im ersten Teil dieses Buches. Im zweiten Teil habe ich meine persönlichen Trennkost-Lieblingsrezepte für Sie aufgeschrieben.

Ich wünsche Ihnen viel Vergnügen und gutes Gelingen!
Herzlichst, Ihre Ursula Summ

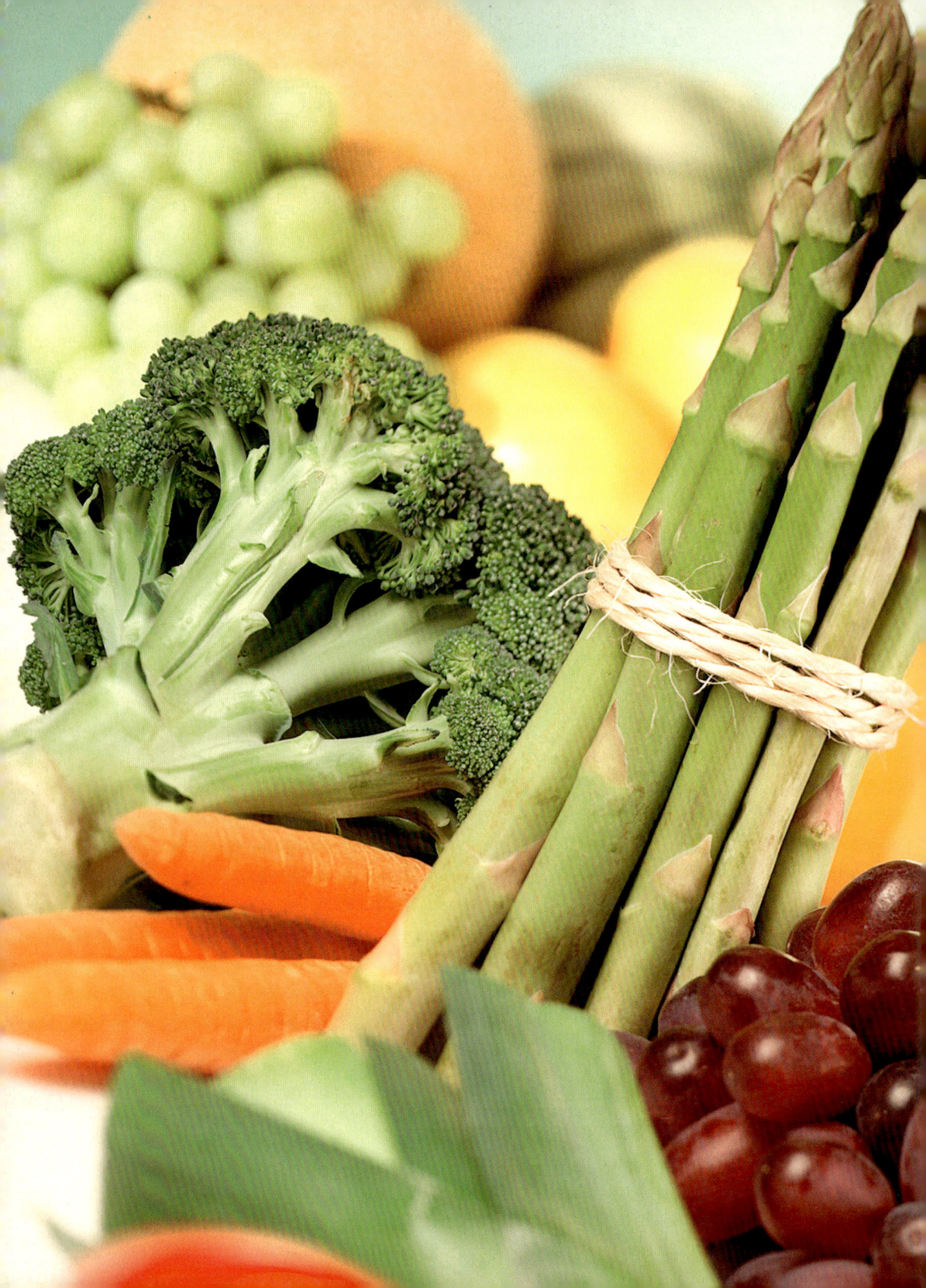

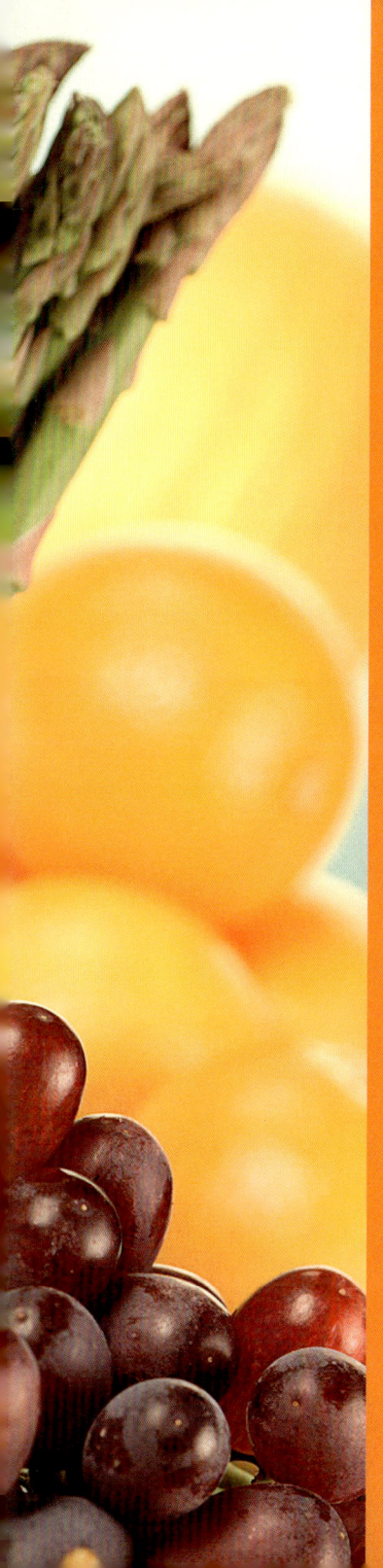

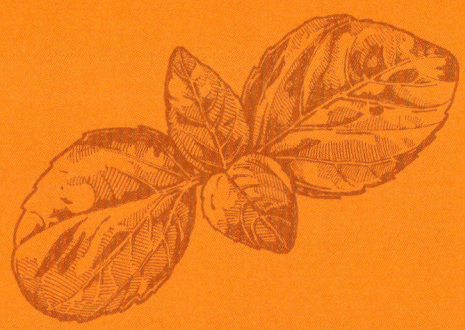

Trennkost –
Die Grundlagen

Abnehmen kann so einfach sein:
Wenn Sie Ihre Mahlzeiten nach dem
Trennkost-Prinzip zusammenstellen, können Sie
nach Herzenslust essen und verlieren
gleichzeitig dauerhaft an Gewicht – dabei
fühlen Sie sich so wohl wie nie zuvor!

Wie ich zur Trennkost kam

Wie verblüffend einfach und gleichzeitig effektiv die Ernährung mit Trennkost ist, erfuhr ich vor vielen Jahren selbst: Ich nahm nicht nur dauerhaft ab, sondern lebe seither auch weitgehend frei von Beschwerden.

Schwer übergewichtig und mit gesundheitlichen Problemen belastet, suchte ich in den siebziger Jahren nach einer Lösung, um mein Gewicht dauerhaft zu reduzieren. Ich hatte schon sämtliche Diäten ausprobiert, wobei die Waage nach jeder Gewichtsabnahme bald wieder mehr Pfunde anzeigte als zuvor. Was ich zur damaligen Zeit nicht wusste: Durch Essensentzug und Selbstkasteiung arbeitet die körpereigene Verbrennung nur noch auf Sparflamme und ist nicht mehr fähig, die volle Kalorienzahl zu verbrennen. So musste es unweigerlich nach Beendigung einer Diät wieder zu einer Gewichtszunahme kommen.

Abnehmen trotz kalorienreicher Kost?

Was mich jedoch immer stark beeindruckte, waren die kurzlebigen Erfolge dieser meist einseitigen, oft kalorienreichen Diäten: Aß ich nur Fleisch oder Eier, konnte man fast zusehen, wie die Pfunde purzelten; das Gleiche passierte bei einer Kartoffel- oder Reisdiät. Woran lag es, dass mein Körper trotz einseitiger Ernährung und verhältnismäßig hoher Kalorienzahl an Gewicht verlor?

Mein Interesse war groß; diesen ungewöhnlichen Vorgang wollte ich unbedingt ergründen. So arbeitete ich viele Fachbücher anerkannter Ernährungsforscher, Ärzte und Wissenschaftler durch. Durch Zufall stieß ich dabei auf die Lehre der Hayschen Trennkost. Was ich hier erfuhr, lieferte die Antwort auf viele Fragen.

Das Geheimnis:
die richtige Kombination der Nahrungsmittel

Ich stellte meine Ernährung auf Trennkost um und begann, die Reaktionen meines Körpers zu studieren. Ich lernte den Ablauf der Verdauung kennen, und mir wurde bewusst, dass die richtige Zusammensetzung der einzelnen Nahrungsmittel bei einer Gewichtsreduzierung die Hauptrolle spielt. Werden eiweiß- und kohlenhydratreiche Nahrungsmittel jeweils getrennt voneinander gegessen, verliert man, ohne hungern zu müssen, an Gewicht. Falsch kombinierte Speisen hingegen können im Körper einen wahren Heißhunger auslösen, der nur noch schwer zu zügeln ist. Also isst man – oft mehr, als man möchte, und meist auch mehr, als einem guttut.

Was Trennkost bei mir bewirkte

Zu meinem Erstaunen konnte ich durch die Umstellung auf Trennkost mein Gewicht bald in normale Bahnen lenken. Besonders angenehm überraschte mich, dass auch meine Beschwerden nach und nach verschwanden: Die Kopfschmerzen ließen nach, die offene Hautallergie an meinen Händen und im Gesicht heilte völlig ab. Auch hatte ich keine Probleme mehr mit der Verdauung, selbst meine Gicht- und Rheumabeschwerden verschwanden. Schnell wurde mir klar, welchen Schatz ich in meinen Händen trug.

INFO

Dr. Howard Hay, dem Erfinder der Trennkost, war es vor 100 Jahren noch nicht vergönnt, seine Ernährungslehre wissenschaftlich zu beweisen. Doch in einer Reihe von klinischen Untersuchungen zur Wirksamkeit von Trennkost sah er seine Theorie bestätigt. Er selbst kurierte sich mit Trennkost von einer schweren Nierenerkrankung.

Wie Trennkost funktioniert

Mit Trennkost dürfen Sie unbeschwert genießen, ohne hungern zu müssen. Wichtig ist vor allem, dass Sie einweiß- und kohlenhydratreiche Speisen getrennt verzehren und ausreichend basenbildende Lebensmittel zu sich nehmen.

Schlüsselrolle Insulin

Warum der Körper durch Trennkosternährung an Gewicht verliert, war noch nicht wissenschaftlich erforscht, als ich die Trennkost für mich entdeckte. Erst ein Vierteljahrhundert später lieferten zwei australische Forscherinnen, Susanne H. A. Holt und Janet C. Brand Miller von der University of Sydney, die dazugehörenden Beweise. Sie untersuchten die Insulinentwicklung im Körper nach dem Verzehr unterschiedlicher Mahlzeiten. Dabei entdeckten sie, dass nach einer Mahlzeit mit verschiedenen gemischten Speisen die Bauchspeicheldrüse mit einer stark ansteigenden Insulinproduktion reagiert – die Insulinkurve ist in diesem Fall höher, als wenn nur Weißbrot gegessen wurde.

Eine ähnliche Entdeckung machten auch Wissenschaftler der Harvard University in Boston: Übergewicht, so das Ergebnis ihrer Forschungen, ist oftmals Folge einer selbst herbeigeführten Insulinüberproduktion. So liegt das Problem vieler über-

INFO

Das Gehirn leidet besonders unter Glukosemangel, da es konstant auf die Zufuhr von Zucker über das Blut angewiesen ist. Bei einem Mangel reagiert der Körper mit Nervosität und Unkonzentriertheit. Man wird ungeduldig und heißhungrig – und greift bevorzugt nach Süßigkeiten.

gewichtiger Menschen darin, dass ihre Bauchspeicheldrüse aufgrund falscher Ernährung zu viel Insulin produziert. Insulin bewirkt eine rasche Senkung des Blutzuckerspiegels; es nimmt – vereinfacht gesagt – die Zuckerstoffe aus dem Blut, bildet daraus Fettsäuren und lagert diese dann in den Fettzellen ein. Die Konsequenz der raschen Blutzuckersenkung ist, dass das Blut, die Nerven und das Gehirn einer Glukose-Unterversorgung ausgesetzt sind und nun unerbittlich das Signal »Hunger« gesendet wird. Ein Teufelskreis beginnt.

Ganz einfach abnehmen!

Das A und O der Trennkost lautet: Mit wenig Aufwand viel erreichen. Dies bezieht sich sowohl auf die Zubereitung der einzelnen Mahlzeiten als auch auf das einfache Prinzip, das der Trennkosternährung zugrunde liegt.
Trennkost verhindert eine zu rasche Blutzuckersenkung und befreit, als Folge davon, den Körper von unnötigen Fettdepots. Erst wenn die Insulinkonzentration im Blut dauerhaft niedrig bleibt, beginnt der Körper, sein eigenes Fett zu verbrennen. Diese Umstellung braucht allerdings Zeit – denn Fett ist das Letzte, was der Körper hergibt.

Die drei Nahrungsmittelgruppen nach Dr. Hay

Um das Prinzip und die Wirkungsweise von Trennkost zu verstehen, ist es wichtig, zu wissen, dass unsere Nahrung auf unterschiedliche Art verdaut wird. Ein Stück Fleisch etwa benötigt zur Verdauung einen anderen Verdauungssaft als Kartoffeln. So sind bei der Aufspaltung von Fleisch, Fisch, Käse, Eiern oder auch Obst mit Fruchtsäure saure Verdauungssäfte im Einsatz, Kartoffeln, Reis, Nudeln, Brot und Obst ohne Fruchtsäure brauchen basische Verdauungssäfte. Daher trennte Dr. Hay die stark eiweißhaltigen von den stark kohlenhydrathaltigen Speisen und ordnete diese Nahrungsmittel der **Eiweißgruppe** bzw. der **Kohlenhydratgruppe** zu.

Die übrigen Nahrungsmittel gehören nach Dr. Hay zur Gruppe der »neutralen« Lebensmittel, auch **Kombis** genannt (siehe Kasten unten). Da diese Nahrungsmittel weder die Eiweiß- noch die Kohlenhydratverdauung stören, können sie sowohl mit eiweiß- als auch mit kohlenhydratreicher Nahrung zusammen kombiniert werden, daher die Bezeichnung »neutral« (siehe Kombiplan, Seiten 16 bis 19).

Wichtig für die Gesundheit: das Säure-Basen-Gleichgewicht

INFO

Auch ein Herzinfarkt, ein Schlaganfall oder eine Krebserkrankung können durch eine permanente Übersäuerung mit verursacht werden.

Trennkost bedeutet: entgiften, entschlacken, Energie tanken – und ganz nebenbei auch überflüssige Pfunde verlieren. Das Geheimnis hierfür liegt im Säure-Basen-Gleichgewicht. Was können wir uns darunter vorstellen? Säuren im Körper entstehen überwiegend im Gewebsstoffwechsel als saure Zwischen- und Endprodukte des Eiweiß-, Kohlenhydrat- und Fettabbaus, aber auch durch Stress und teilweise durch Medikamente. Bildet der Stoffwechsel Säuren, müssen zum Ausgleich ausreichend Basen (alkalische Mineralien) zur Verfügung stehen. Denn Säuren sind schädlich: Fast alle Organe, Gewebe und Zellen werden durch anhaltende Übersäuerung gestört oder geschädigt, Säuren verursachen Übergewicht und lassen vorzeitig altern.

INFO

Da das Wort »neutral« leicht den Eindruck erweckt, als seien die neutralen Lebensmittel in unbedenklicher Menge zu verzehren, wird diese Gruppe noch einmal unterteilt: in kalorienarme, meist basische Lebensmittel wie Gemüse und Salat und in kalorienreiche Nahrungsmittel wie etwa Fette, Salami oder neutrale Käsesorten – hier sollten Sie beim Essen etwas Zurückhaltung üben.

Um sich vor diesen Säureschäden zu schützen, verfügt der Organismus zum Glück über ein gut funktionierendes Puffersystem. Doch mit dem Älterwerden wächst die Gefahr der Gewebsübersäuerung – daher treten Stoffwechselkrankheiten im Alter auch häufiger auf.

Basen als Schutz vor Übersäuerung

Basen, auch Laugen genannt, sind die Gegenspieler der Säuren. Sie haben eine alkalisierende und ausgleichende Wirkung den Säuren gegenüber. Es sind die Vitamine, Mineralstoffe, Enzyme und Spurenelemente in Gemüse, Salat, Rohkost, Obst, Keimlingen, Kernen, Samen und Kartoffeln, die diesen positiven Einfluss auf unseren Säuren-Basen-Haushalt ausüben. Ohne Vitamine und Mineralien geht gar nichts. Sie sind die Akkordarbeiter im Energiestoffwechsel, gleichzeitig auch die idealen Schlankmacher.

Erfolgreich abnehmen nach Programm

Die größte Kraft, über die wir Menschen verfügen, ist unser Wille. Er ist der Schlüssel zum Erfolg. Darum nutzen Sie Ihre eigenen positiven Energien, treffen Sie jetzt definitiv Ihre Entscheidung und glauben Sie fest an Ihr Ziel: schlank zu werden durch Trennkost!

Der perfekte Start: ein Entschlackungstag

Alles, was Sie am ersten Tag zu tun haben, ist, überflüssiges Gewebswasser aus Ihrem Körper abfließen zu lassen. Dies gelingt Ihnen, indem Sie einen Gemüse-Suppen-Tag, einen Salat-Obst-Tag oder einen Kartoffel-Trink-Tag einlegen. Dadurch führen Sie Ihrem Körper besonders viel Kalium zu: Kalium ist der Gegenspieler von Natrium und wirkt auf natürliche Weise entwässernd. Gleichzeitig dient der Entschlackungstag der Entgiftung und der Anregung des Stoffwechsels.

TIPP

Um einer Gewebsübersäuerung vorzubeugen und zugleich Übergewicht abzubauen, sagt eine einfache Faustregel: Essen Sie zu einer Eiweiß- bzw. Kohlenhydratmahlzeit drei- bis viermal so viel Gemüse, Salat und/oder Rohkost.

TIPP

Trinken Sie zusätzlich
täglich 1 1/2 bis 2 Liter
gutes Trinkwasser
oder Früchte- bzw.
Kräutertees.

Gemüse-Suppen-Tag

3 Kartoffeln, 1 große Stange Lauch, 1 dicke Zwiebel, 1 Stück Sellerie und 3 Möhren putzen, waschen, ggf. schälen, in kleine Würfel schneiden, mit Wasser gut bedecken und etwa 20 Minuten leicht kochen lassen. Mit frischen Kräutern würzen und über den Tag verteilt essen.

Salat-Obst-Tag

Zwei große Kopfsalate putzen und mundgerecht zerpflücken. Mit frischem Obst der Saison in beliebiger Menge mischen (z. B. Orangen, Ananas, Äpfel, Birnen oder Beerenobst) und über den Tag verteilt essen.

Kartoffel-Trink-Tag

500 Gramm Kartoffeln waschen, schälen und in kleine Würfel schneiden. Mit etwa 2 Litern Wasser bedecken, dann 25 Minuten leicht kochen lassen. Die Suppe pürieren, mit frischen Kräutern würzen und über den Tag verteilt trinken.

Step by step zur Wunschfigur

Der nächste Schritt besteht darin, die tägliche Nahrung harmonisch miteinander zu kombinieren. Hier hilft Ihnen der **Kombiplan** (siehe Seiten 16 bis 19), der in einer Übersicht zeigt, welche Lebensmittel zu welcher Gruppe gehören. Alle neutralen Lebensmittel dürfen mit denen der Eiweiß- bzw. der Kohlenhydratgruppe kombiniert werden. So können Sie ganz leicht Ihren individuellen Ernährungsplan herstellen. Eine weitere Hilfe bietet Ihnen der **Mengenplan** (siehe Seiten 90 und 91), wobei Sie hier nach eigenem Ermessen und eigenen Bedürfnissen Änderungen vornehmen können. Ein körperlich schwer arbeitender Mensch benötigt verständlicherweise mehr Nahrungsenergie als jemand, der vorwiegend im Sitzen tätig ist.

Da wir alle einen unterschiedlichen täglichen Kalorienbedarf haben, finden Sie hier keinen verbindlichen Speiseplan, sondern lediglich Empfehlungen. Auch bei den von mir entwickelten Wochenplänen (siehe Seiten 82 bis 89) handelt es sich um Vorschläge, die Sie nach Lust und individuellem Geschmack verändern können.

Benutzen Sie diese Pläne wie ein Baukastensystem und stellen Sie so Ihre Mahlzeiten nach Geschmack und Zeitaufwand zusammen.

Frühstück und Zwischensnack

Starten Sie Ihren Tag direkt nach dem Aufstehen mit einem Glas warmem Wasser – dieses entschlackt wunderbar und hilft enorm beim Abnehmen. Trinken Sie dann über den Tag verteilt weitere 1 1/2 bis 2 Liter gutes Trinkwasser oder Früchte- bzw. Kräutertees.

Ob Sie anschließend zum Frühstück Obst oder ein Müsli oder Brot essen möchten, als Vormittags- oder Nachmittagssnack immer Rohkost, Joghurt oder Quark bevorzugen, liegt ganz in Ihrem Ermessen.

Mittag- und Abendessen

Hier haben Sie die Wahl zwischen einer Eiweiß- oder einer Kohlenhydratmahlzeit. Entscheiden Sie sich für eine Eiweiß-mahlzeit, können Sie ein Gericht mit Fleisch, Fisch, Käse oder Eiern wählen.

Mögen Sie lieber eine Kohlenhydratmahlzeit, so können Sie zwischen Nudeln, Reis, Kartoffeln oder einem Getreide-gericht wählen. Beide Mahlzeiten sind kombinierbar mit der neutralen Kost.

TIPP

Planen Sie beim Kochen schon die nächste Mahl-zeit mit ein, indem Sie Kartoffeln, Reis oder Gemüse gleich in doppel-ter Menge zubereiten. So lassen sich ganz schnell weitere schmackhafte Gratins, Suppen oder Salate herstellen.

INFO

Empfehlenswerte Esspausen zwischen den Mahlzeiten:
- Nach dem Frühstück (ca. 8°° Uhr) 2 bis 3 Stunden
- Nach dem Vormittagssnack (ca. 11°° Uhr) 1 1/2 Stunden
- Nach dem Mittagessen (ca. 12³⁰ Uhr) 3 bis 4 Stunden
- Nach dem Nachmittagssnack (ca. 16°° Uhr) 2 Stunden
- Nach dem Abendessen (ca. 18°° bis 20°° Uhr) sollten Sie nichts mehr essen.

Der Erfolg kommt mit dem Essen

Wichtig ist es bei beiden oben genannten Vorschlägen, jeweils vor oder zu der Mahlzeit einen Teller Salat, Rohkost oder Gemüse zu essen. Entscheidend bei der Trennkosternährung ist nicht das Kalorienzählen, sondern das 1:4-Mengenverhältnis der jeweiligen Mahlzeit.

Beispiel: Ein Teil Eiweiß – Fleisch, Fisch, Käse oder Eier – dazu vier Teile Gemüse, Salate oder Rohkost oder ein Teil Kohlenhydrate – Nudeln, Reis, Kartoffeln oder Getreide – dazu vier Teile Gemüse, Salate oder Rohkost.

Schlank werden und schlank bleiben

Es sind die kleinen Dinge im Leben, die Großes bewirken. So schaffen gute Laune, ein frohes Gesicht, angenehme Worte oder schöne Musik die richtige Atmosphäre zum Wohlfühlen und damit auch die geeignete Motivation für eine Gewichtsabnahme. Ich persönlich glaube fest daran, dass alles viel leichter geht, wenn man die Dinge positiv gestimmt angeht. Sehen Sie Ihr Vorhaben einfach spielerisch, entdecken Sie zuerst einmal Ihre starken Seiten!
Die ständige Unzufriedenheit mit der eigenen Figur lähmt Ihre Energie und wirkt demotivierend. Wir alle kennen die übliche Antwort auf die ewig gleiche Frage: »Was macht mich schlank?« Sie lautet: »Weniger süß, weniger Fett, mehr Bewegung!« Leider hat uns dieses Wissen bisher nur selten geholfen, weil es negativ besetzt war und nur Verzicht predigte.
Versuchen Sie die Frage einfach einmal positiv zu sehen: Denken Sie nicht an das, was Sie sich versagen müssen, sondern an Ihr angestrebtes Ziel – das Wunschgewicht – und die vielen positiven Veränderungen, die der Weg dahin mit sich bringt. Führen Sie sich die Antworten immer wieder aufs Neue vor Augen:

Regelmäßiges Essen macht mich schlank, weil ich dadurch Heißhungerattacken vermeide.
In Ruhe essen macht mich schlank, weil ich so rechtzeitig merke, wann mein Magen gesättigt ist.
Innere Zufriedenheit macht mich schlank, weil ich dann nicht aus Frust mehr esse, als mir guttut.
Gelassenheit macht mich schlank, weil ich auf stressbedingtes Naschen verzichten kann.
Bewegung macht mich schlank, weil ich damit die Fettverbrennung ankurble und gleichzeitig kleine »Naschsünden« ausgleichen kann.
Unternehmungslust macht mich schlank, weil mich meine Aktivitäten den Gedanken ans Essen leichter vergessen lassen.
Viel Trinken macht mich schlank, weil durch die Flüssigkeit die Entschlackung des Körpes gefördert wird.

TIPP

Wenn Sie diese Seite kopieren, um sie immer bei sich zu tragen oder an einem gut sichtbaren Platz aufzuhängen, werden Sie immer an Ihr Vorhaben erinnert.

Verlängern Sie diese Liste nach Ihrem eigenen Empfinden, und finden Sie auf diese Art die passende Lösung Ihres Gewichtsproblems.

Noch ein Wort zum Sport:

Auch wenn Sie zu den Sportmuffeln gehören sollten, sollten Sie auf ausreichend Bewegung achten. Regelmäßiges Training strafft die Figur, baut den Muskelapparat wieder auf, bringt Herz- und Kreislauf in Schwung und hebt Ihre Stimmung. Bewegungsprogramme wie Nordic Walking, Pilates oder einfaches Spazierengehen, Wandern, Radfahren, Schwimmen oder Stretching kurbeln die Fettverbrennung an. Suchen Sie sich Ihre persönliche Sportart, die Ihnen am meisten liegt – Sie werden sehen, wie gut Ihnen die Bewegung tut.

Kombiplan

Überwiegend eiweißhaltige Gruppe

- Eiweißhaltige Speisen nur mit den Kombis verbinden (blau + grün)!

Gegarte Fleischsorten aller Art
Bratenfleisch
Gulasch
Rinderhackfleisch
Rouladen
Schnitzel, Steaks
Kalb, Lamm
Geflügel, Gans
Ente, Wild
Fleischfond
- Schweinefleisch bitte meiden.

Gegarte Fischsorten
Brasse, Flunder
Forelle, Heilbutt
Hering, Kabeljau
Krebs, Lachs
Langusten, Rotbarsch
Scholle, Seelachs
Seeteufel, Steckmuscheln
Thunfisch
Tintenfisch, unpaniert
Fischfond

Eier aller Art
Eier, gekocht und pochiert
Omelett
Rühreier, Spiegeleier

Milch
Alle Trinkmilchsorten, egal welche Fettstufe

Käse
Alle erhitzten Käsesorten wie z. B.
Allgäuer Bergkäse
Bel Paese
Biarom
Bierkäse, Blue Stilton
Bonbel, Burlander
Butterkäse
Cantadou, Cantal
Cheddar, Chester
Chorherrenkäse
Danbo, Donautaler
Edamer, Esrom
Fol Epi, Fontal
Gorgonzola
Gouda
Grünländer
Harvarti
Höhlenkäse
Illertaler
Jausenkäse
Maasdamer
Mondseer
Moosbacher
Münsterkäse
Old Amsterdam
Original Sennkäse
Paladin, Pecorino
Pikantje von Gouda
Rottaler
Salzburger Bauernkäse
Steppenkäse, Tilsiter
Trappistenkäse

Sojaprodukte
Sojafleisch
Tofu

Getränke
Obstsäfte
Sekt, trocken
Apfelwein
Weiß-, Rot- und Rosé-wein, herb

Obstsorten
Brombeeren, Erdbeeren
Himbeeren
Johannisbeeren
Stachelbeeren
Äpfel, frisch
Aprikosen
Birnen, Kirschen
Mirabellen
Nektarinen, Pfirsiche
Pflaumen, Quitten
Reineclauden
Rhabarber, Sauerkirschen
Weintrauben

Zitrusfrüchte und exotische Obstsorten
Ananas
Granatäpfel, Grapefruits
Kakis, Kiwis
Kumquats
Limetten
Litschis
Mandarinen, Mangos
Orangen, Papayas
Passionsfrüchte
Zitronen

Sonstiges
Balsamessig und
Himbeeressig
Tomaten, gekocht

Überwiegend kohlenhydrathaltige Gruppe

- Kohlenhydrathaltige
  Speisen nur mit den
  Kombis verbinden
  (orange + grün)!

Vollkorngetreide
Amaranth, Buchweizen
Bulgur, Dinkel, Gerste,
Grünkern, Hafer, Hirse,
Quinoa, Roggen, Weizen
Getreideflocken

Vollkornerzeugnisse
Vollkornbrot
Vollkornbrötchen
Kuchen und Gebäck
aus Vollkornmehl
Vollkornnudeln, Naturreis

Kartoffeln
Kartoffeln in jeder Form

Obst
Äpfel, abgelagert
Bananen
Datteln, frisch
Feigen, frisch
Trockenobst,
ungeschwefelt

Süßungsmittel
Agavendicksaft
Ahornsirup
Birnen- und Apfeldicksaft
Fruchtzucker, Frutilose
Honig
- Diese Süßungsmittel
  dürfen alle in kleinen
  Mengen auch zum
  Abschmecken von
  Eiweißgerichten verwendet werden.

Sonstiges
Bier
Kartoffelstärke
Pilze, getrocknet
Tomaten, getrocknet

Frei kombinierbare Lebensmittel (= Kombis)

- Die Kombis sind in zwei
  Gruppen unterteilt –
  nach säurebildender und
  basenbildender Kost.
- Teil 1 nicht zu üppig
  verwenden.
- Teil 2 kann ohne Mengenbegrenzung verzehrt
  werden.

Kombis Teil 1
Fette
Butter, Margarine und
Pflanzenfette, ungehärtet
Öle, kalt gepresst

Gesäuerte Milchprodukte
Buttermilch
Crème fraîche
Dickmilch, Joghurt
Kaffeesahne
Kefir, Quark
Sahne, sauer
Sahne, süß

Sojaprodukte
Sojacreme
Soja Cuisine

Käse
Alle Käsesorten aus naturbelassener, roher Milch sind
mit Milchsäurebakterien
gesäuert, damit leichter verdaulich und zählen so zu den
Kombis. Bei pasteurisierten
Käsesorten fehlt oftmals die
natürliche Säuerung,
dadurch sind diese etwas
schwerer verdaulich und zählen zu den Eiweißen.

Hartkäse
Beaufort
Caciocavallo
Comté
Fiore Sardo
Grana Padano
Greyerzer
Grüntener
Idiazábal
Jurassic
Kefalotiri
Manchego, Montasio

Kombiplan

Original Parmesan
Provolone
Sbrinz Switzerland
Urtaler
- Diese Sorten eignen sich frisch gerieben gut zu Nudelgerichten.

Schnittkäse

Allgäuer Emmentaler
Appenzeller
Asiago Pressato
Fontina, Halloumi
Majorero, Morbier
Pyrenäenkäse
Rahmgouda
Reblochon de Savoie
Salers
Schweizer Raclette
Thurgauer
Tomme de Savoie
Wörishofener
- Diese Sorten eignen sich gut als Brotbelag und zum Überbacken.

Weichkäse

Amalthée
Banon Chèvre
Brie De Meaux
Brocciu, Cabrales
Camembert
Coulommiers
Epoisses, Feta
Liptauer, Mont d'Or
Munster Géromé
Pouligny Saint-Pierre
Roquefort

Saint Albray
Ziegenmünster
- Diese Sorten eignen sich gut als Brotbelag.

Sauermilch- und Frischkäse

Bresso
Frischkäse
Handkäse, Harzer Roller
Hüttenkäse, Korbkäse
Mainzer
Mascarpone
Mozzarella
Olmützer Quargel
Picandou Fermier
Ricotta, Robiola Osella
Schafskäse
Tiroler Graukäse
Ziegenkäse
- Diese Sorten eignen sich gut als Brotbelag, zu Kartoffeln und zum Überbacken.

Rohe, luftgetrocknete oder roh geräucherte Wurstwaren

Bündner Fleisch
Debrecziner
Lachsschinken
Salami, Schinken, roh

Rohes Fleisch

Tatar
- Rohes Fleisch nur ganz frisch verwenden und nicht zu häufig verzehren.

Rohe, marinierte Fische

Bismarckhering
Lachs, gebeizt
Matjeshering
Sardellen

Geräucherte Fische

Aal
Bückling
Forelle
Heilbutt
Lachs
Makrele
Schillerlocken

Nüsse und Samen

Haselnüsse
Kokosnuss
Leinsamen
Mandeln
Mohn
Sesam
Sonnenblumenkerne
Walnüsse
- Erdnüsse bitte meiden, sie sind schwer verdaulich.

Essigersatz

Brottrunk
Molkekonzentrat, vergoren
Obstessig

Klare, hochprozentige Spirituosen

Korn
Obstbrand, klar
Wacholder

Sonstiges
Eigelb
Gemüsebrühe
Hefe
Kokosmilch, frisch
Oliven
Rosinen

Kombis Teil 2
Gemüse
Artischocken
Auberginen
Avocado
Blumenkohl
Bohnen, grün
Brokkoli
Chicorée, Chinakohl
Erbsen, grün
Fenchel
Grünkohl
Gurken
Knoblauch
Knollensellerie
Kohlrabi
Kürbis
Lauch
Mais, frisch
Mangold
Melonen, Möhren
Okra, Palmherzen
Paprikaschoten
Peperoni
Radieschen, Rettich
Rosenkohl
Rote Bete
Rotkohl, Sauerkraut
Schwarzwurzel
Spargel, Spinat

Spitzkohl
Staudensellerie
Tomaten, roh
Topinambur
Weißkohl, Wirsing
Zucchini, Zwiebeln

Blattsalate
Bataviasalat
Eichblattsalat
Eisbergsalat
Endiviensalat
Feldsalat, Friséesalat
Kopfsalat
Lollo biondo, Lollo rosso
Radicchio
Rauke/Rucola
Römischer Salat

Pilze
Austernpilze
Champignons
Egerlinge, Morcheln
Pfifferlinge
Shiitake-Pilze
Steinpilze oder andere
Waldpilze
Trüffel

Sprossen und Keime
Alfalfasprossen
Mungobohnensprossen
Radieschensprossen oder
andere Keime

Geliermittel
Agar-Agar (eine pulveri-
sierte Meeresalge)

Biobin (pflanzliches Bindemittel aus Johannisbrot-
kernmehl)
Gelatine (tierisches
Produkt)

Sonstiges
Gewürze (Meerrettich,
Pfeffer, Senf, Zitrusschalen)
Heidelbeeren
Kräuter, Kräutertees
Malzkaffee, Naturmolke
Stevia

**Diese Nahrungsmittel sollten
Sie möglichst meiden:**
- weißes Mehl und die daraus hergestellten Produkte,
z. B. süße und pikante
Backwaren sowie Nudeln
und polierten Reis
- Zucker, Süßstoffe und daraus hergestellte Produkte,
z. B. Süßwaren, Marmela-
den und Gelees
- Fertiggerichte und
Konserven
- Schweinefleisch, Wurst
und Schinken vom
Schwein und rohes Fleisch
- gehärtete Fette, z. B. normale Margarine, feste,
weiße Frittier- und Brat-
fette (Plattenfette)
- Bohnenkaffee, schwarzen
Tee und Kakao in großen
Mengen
- hochprozentige Spirituosen

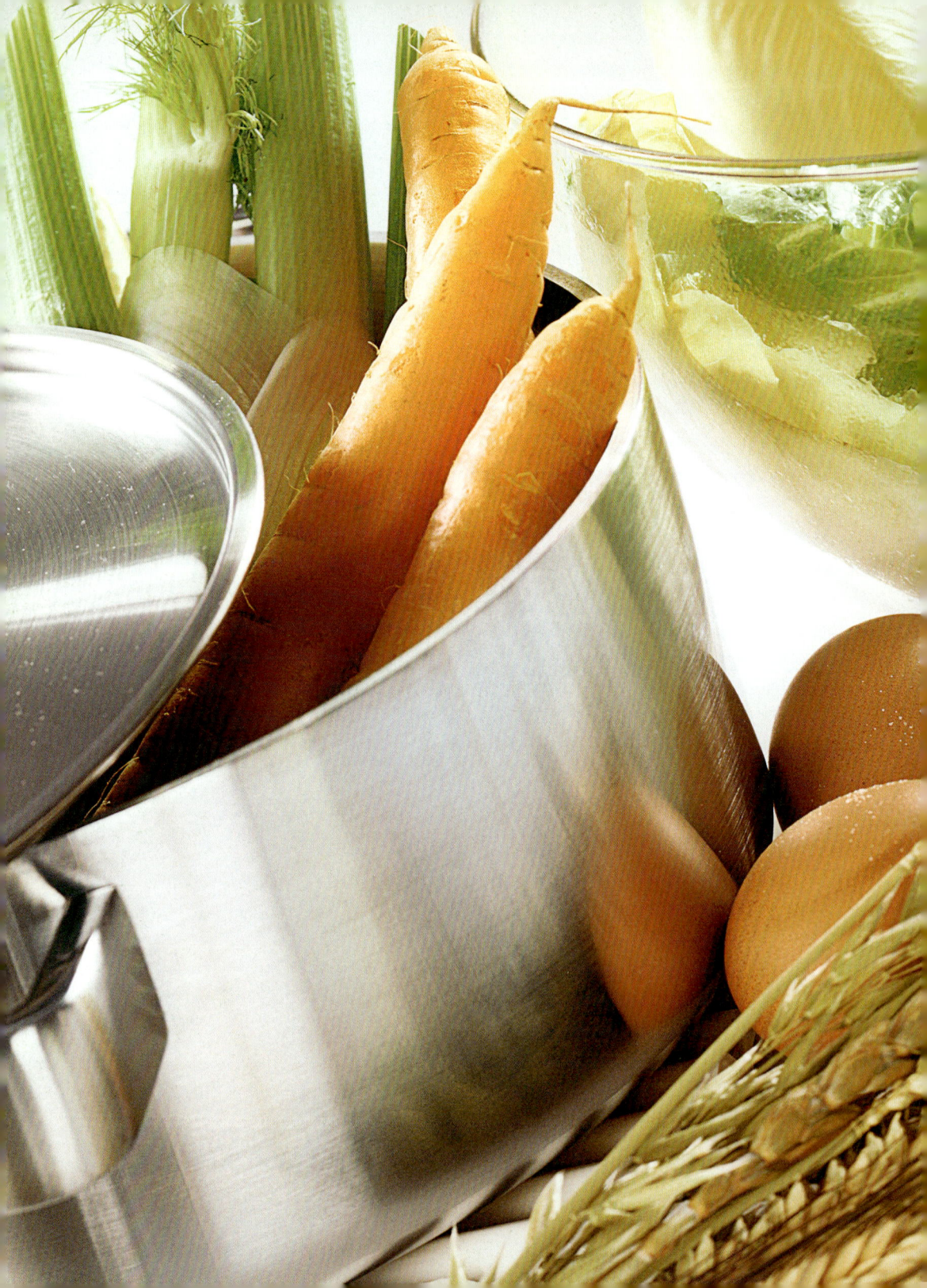

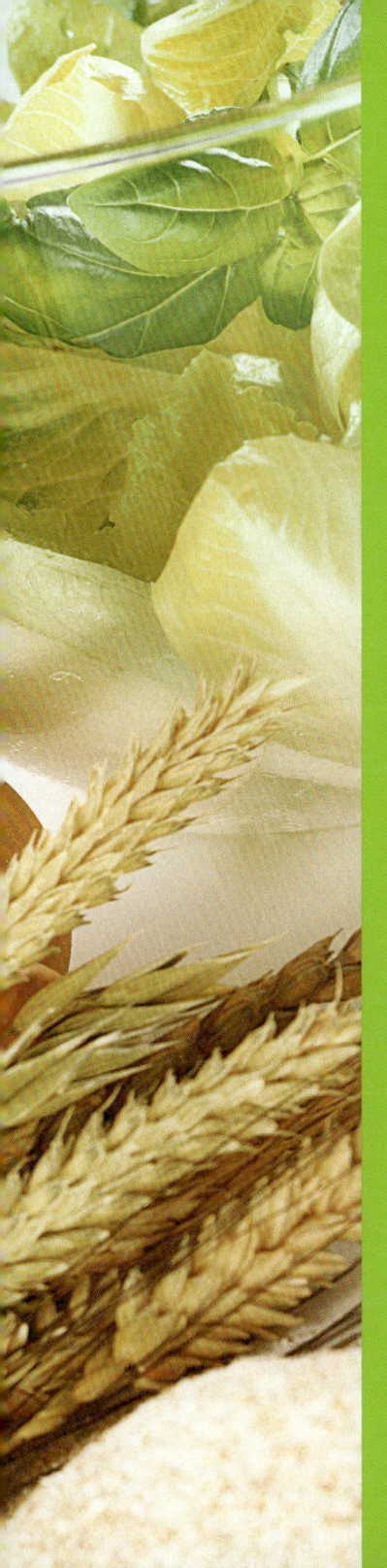

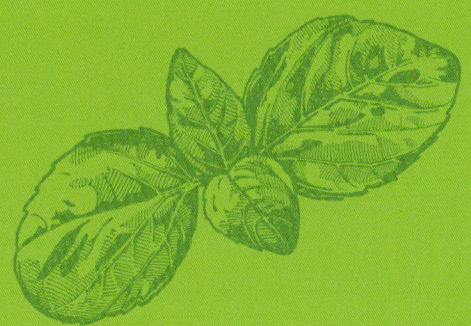

Die Trennkost-Rezepte: Abnehmen mit Genuss

*Die 100 köstlichen Rezepte können nach
Lust und Laune kombiniert werden – oder Sie
lassen sich einfach von den Wochenplänen
am Ende des Rezeptteils inspirieren.
So vielfältig und abwechslungsreich wird das
Abnehmen zum Vergnügen!*

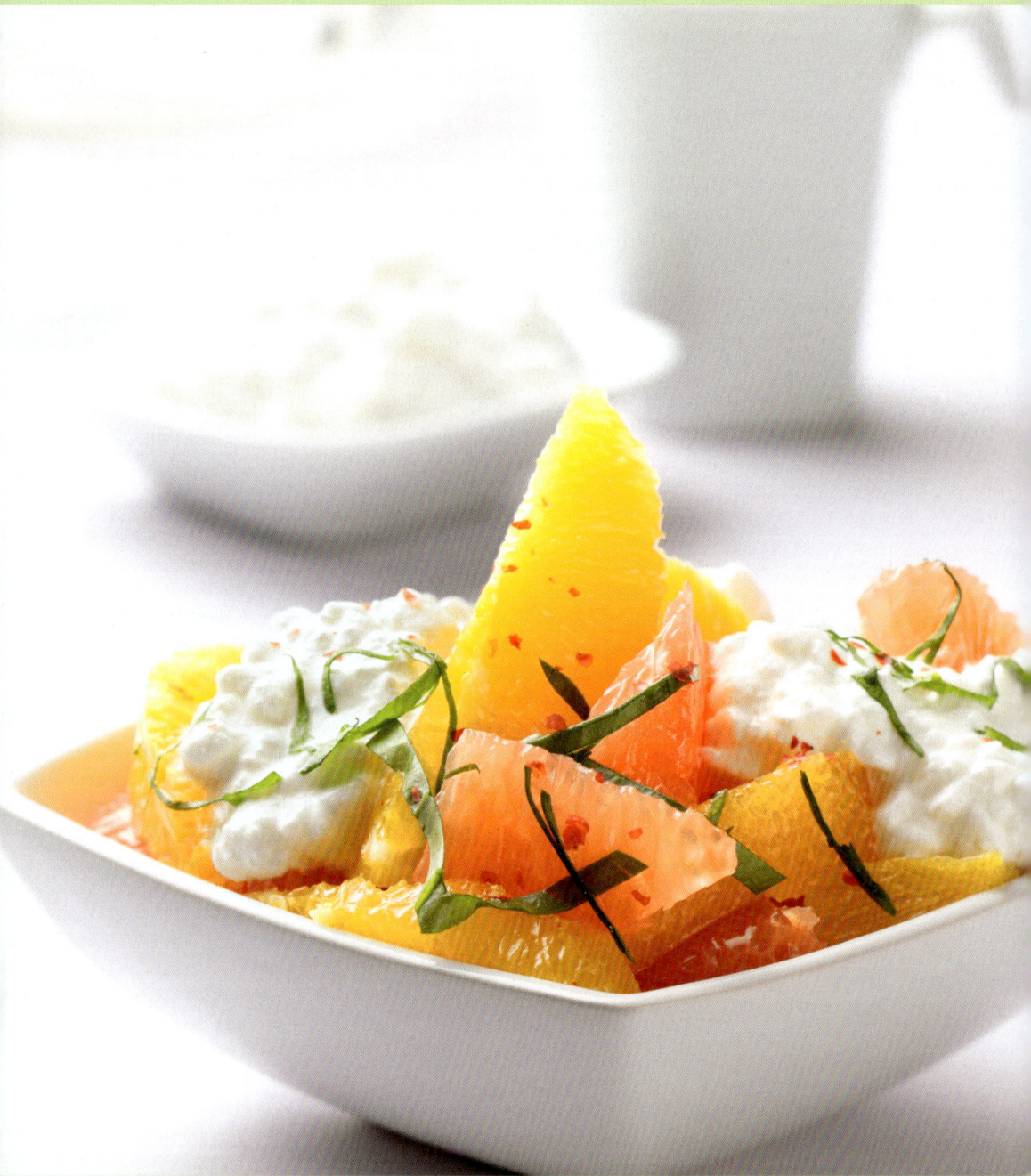

Zitrussalat mit Hüttenkäse *(Foto)*

◆ Eiweiß | Zubereitungszeit: 10 Min. | 2 Portionen

1 Den Sauerampfer waschen und die Blätter in kleine Streifen schneiden.
2 Die Grapefruit halbieren, mit einem scharfen Messer die Zwischenhäute einschneiden und das Fruchtfleisch herauslösen. Die Fruchtstücke klein schneiden. Die Orange schälen und grob würfeln.
3 Grapefruit- und Orangenstücke auf zwei Desserttellern anrichten. Den Hüttenkäse zum Obst geben. Mit den Sauerampferstreifen garnieren.

Zutaten
6 Blättchen Sauerampfer
1 rosa Grapefruit
1 Orange
200 g Hüttenkäse

Birnenscheiben mit Roquefortquark

◆ Eiweiß | Zubereitungszeit: 15 Min. | 2 Portionen

1 Die Birnen waschen, vierteln, entkernen und längs in schmale Spalten schneiden.
2 Den Roquefort mit einer Gabel zerdrücken und mit der Milch und dem Quark zu einer cremigen Sauce verrühren.
3 Die Walnüsse grob hacken. Die Birnenscheiben zusammen mit dem Roquefortquark auf zwei Tellern anrichten und mit den Nüssen bestreut servieren.

Zutaten
2 Birnen
60 g Roquefort
5 EL Milch
250 g Quark
(20 % Fett i. Tr.)
4 Walnüsse

TIPP

Ausgereifte saftige Birnen, kombiniert mit herzhaftem Käse, sind ein Hochgenuss. Durch den hohen Kaliumgehalt wirken Birnen leicht entwässernd.

Zutaten
1 große Paprika
2 EL Frischkäse
100 g Quark
(20 % Fett i.Tr.)
1 EL Mineralwasser
Meersalz
2 Scheiben Vollkornbrot

Frischkäsebrot mit Paprikastückchen

♦ Kohlenhydrate | Zubereitungszeit: 5 Min. | 2 Portionen

1 Die Paprikaschote waschen, halbieren und putzen. Eine Hälfte davon klein würfeln, die andere Hälfte in lange Streifen schneiden.
2 Den Frischkäse mit dem Quark und dem Wasser verrühren, leicht salzen und die Paprikawürfel untermischen.
3 Die Brote mit dem Paprikaquark bestreichen. Zusammen mit den Paprikastreifen servieren.

Zutaten
1 Zweig Basilikum
1 kleine Zwiebel
1 Fleischtomate
Pfeffer
Knoblauchsalz
Oregano
2 Scheiben Vollkornbrot

Röstbrot mit Tomatenmischung

♦ Kohlenhydrate | Zubereitungszeit: 10 Min. | 2 Portionen

1 Basilikum waschen, die Blätter in feine Streifen schneiden. Die Zwiebel abziehen und fein hacken. Die Tomate waschen und in kleine Stücke schneiden.
2 Alles miteinander mischen und mit Pfeffer, Knoblauchsalz und Oregano würzen.
3 Die Brote toasten und mit der Tomatenmischung belegen.

TIPP

Tomaten sind mit ihren wertvollen und entwässernden Inhaltsstoffen heutzutage aus der Gesundheitsküche nicht mehr wegzudenken. Man kann davon essen, so viel man möchte, ohne sich Sorgen um die Figur machen zu müssen.

Dattelmüsli mit Keimlingen

♦ Kohlenhydrate | Zubereitungszeit: 10 Min. | 2 Portionen

Zutaten

6 Datteln (ohne Kern)
12 geschälte Mandelkerne
4 EL Sonnenblumen-keimlinge
5 EL kernige Haferflocken
250 g Kefir, 1 EL Leinöl
1 EL flüssiger Honig
2 EL Rosinen

1 Die Datteln in kleine Stücke schneiden. Die Mandeln grob hacken. Datteln, Mandeln und Keimlinge in eine kleine Schüssel geben und mit den Haferflocken mischen.
2 Kefir mit dem Leinöl und dem Honig verrühren und mit dem Müsli mischen.
3 In zwei Müslischalen verteilen und mit den Rosinen bestreut servieren.

Bananenbrot mit Sonnenblumenkernen

♦ Kohlenhydrate | Zubereitungszeit: 10 Min. | 2 Portionen

Zutaten

50 g Quark (20 % Fett i.Tr.)
2 Scheiben Vollkornbrot
2 EL Sonnen-blumenkerne
1 große Banane

1 Die Brote mit dem Quark bestreichen und mit den Sonnenblumenkernen bestreuen.
2 Die Banane schälen, in Scheiben schneiden und die Brote damit belegen.
3 Die Brote in kleine Stücke schneiden und auf zwei Tellern servieren.

TIPP

Züchten Sie aus Sonnenblumenkernen frische, knackige Keimlinge. Weichen Sie dazu 1 kleine Tasse Kerne in Wasser ein, und spülen Sie diese zwei- bis dreimal täglich gründlich durch. Nach 2 bis 3 Tagen können Sie die Keimlinge als Brotbelag, im Müsli oder für Salate verwenden.

Fruchtmüsli mit Ahornsirup

◆ Kohlenhydrate | Zubereitungszeit: 10 Min. | 2 Portionen

Zutaten
1 süßer, mürber Apfel
6 Datteln (ohne Kern)
oder getrocknete
Pflaumen
1 EL Rosinen
250 g Kefir
4 EL kernige
Haferflocken
4 TL Ahornsirup

1 Den Apfel waschen, vierteln, entkernen und in kleine Würfel schneiden. Die Datteln grob würfeln.
2 Die Apfelstücke, die Datteln und die Rosinen mit dem Kefir mischen.
3 Die Haferflocken in zwei Schälchen verteilen und die Kefir-Früchtemischung darübergeben. Mit dem Ahornsirup beträufeln.

Müsli nach Dr. Budwig

◆ Eiweiß | Zubereitungszeit: 10 Min | 2 Portionen

Zutaten
300 g Obst nach Saison
(Apfel, Birne, Beeren
oder Zitrusfrüchte)
4 EL gemahlener
Leinsamen
160 g Buttermilch
200 g Quark
2 TL kaltgeschleuderter
Honig
4 EL kaltgeschlagenes
Leinöl
2 EL gehackte Nüsse
(Hasel- oder Walnüsse)

1 Das Obst waschen, putzen und in kleine Stücke schneiden. Mit dem Leinsamen und der Hälfte der Buttermilch verrühren. In zwei Schälchen füllen.
2 Den Quark mit dem Honig, der restlichen Buttermilch und dem Leinöl vermischen und über das Obst geben. Mit den gehackten Nüssen bestreuen.

TIPP

Wenn Sie statt des Apfels, der Birne, der Beeren oder Zitrusfrüchte lieber Banane, Datteln oder Feigen verwenden möchten, zählt das Müsli zu der Gruppe der Kohlenhydrate. Mischen Sie Heidelbeeren als Obstsorte dazu, ist es neutral.

Fruchtiges Dinkelmüsli

◆ Kohlenhydrate | Zubereitungszeit: 30 Min. | Quellzeit: 8 Std. oder über Nacht | 2 Portionen

1 Die Pflaumen in Würfel schneiden, knapp mit Wasser bedecken und über Nacht quellen lassen.
2 Den Dinkel in einen Topf geben, mit Wasser bedecken und ebenfalls über Nacht quellen lassen.
3 Am nächsten Tag die Dinkelkörner mit dem Einweichwasser zum Kochen bringen und bei schwacher Hitze in 25 Minuten garen. Den Dinkel leicht auskühlen lassen.
4 Joghurt mit dem Honig, den Pflaumen und dem Pflaumeneinweichwasser verrühren. Die Dinkelkörner unterrühren und mit den gehackten Mandeln bestreut servieren.

Zutaten
6 Dörrpflaumen
(ohne Stein)
80 g Dinkelkörner
150 g Joghurt
2 TL Honig
1 EL gehackte Mandeln

Hirsepudding mit Rosinen und Banane

◆ Kohlenhydrate | Zubereitungszeit: 15 Min. | 2 Portionen

1 Die Hirse in 400 Milliliter Wasser einstreuen und unter Rühren zum Kochen bringen. Anschließend die Rosinen einstreuen, den Kochtopf vom Herd nehmen und die Hirse kurze Zeit quellen lassen.
2 Joghurt, Salz und Honig unterrühren. Die Banane schälen und in Scheiben schneiden.
3 Den Hirsepudding in zwei Schälchen füllen, Bananenscheiben zugeben und mit dem Zimt bestäuben.

Zutaten
100 g fein gemahlene
Hirse
2 EL Rosinen
100 g Joghurt
1 Prise Vollmeersalz
2 TL Honig
1 Banane
1 TL Zimt

TIPP

Hirse enthält viele wertvolle Mineralstoffe und Spurenelemente – etwa Magnesium, Kalium, Eisen, Fluor und Kieselsäure.

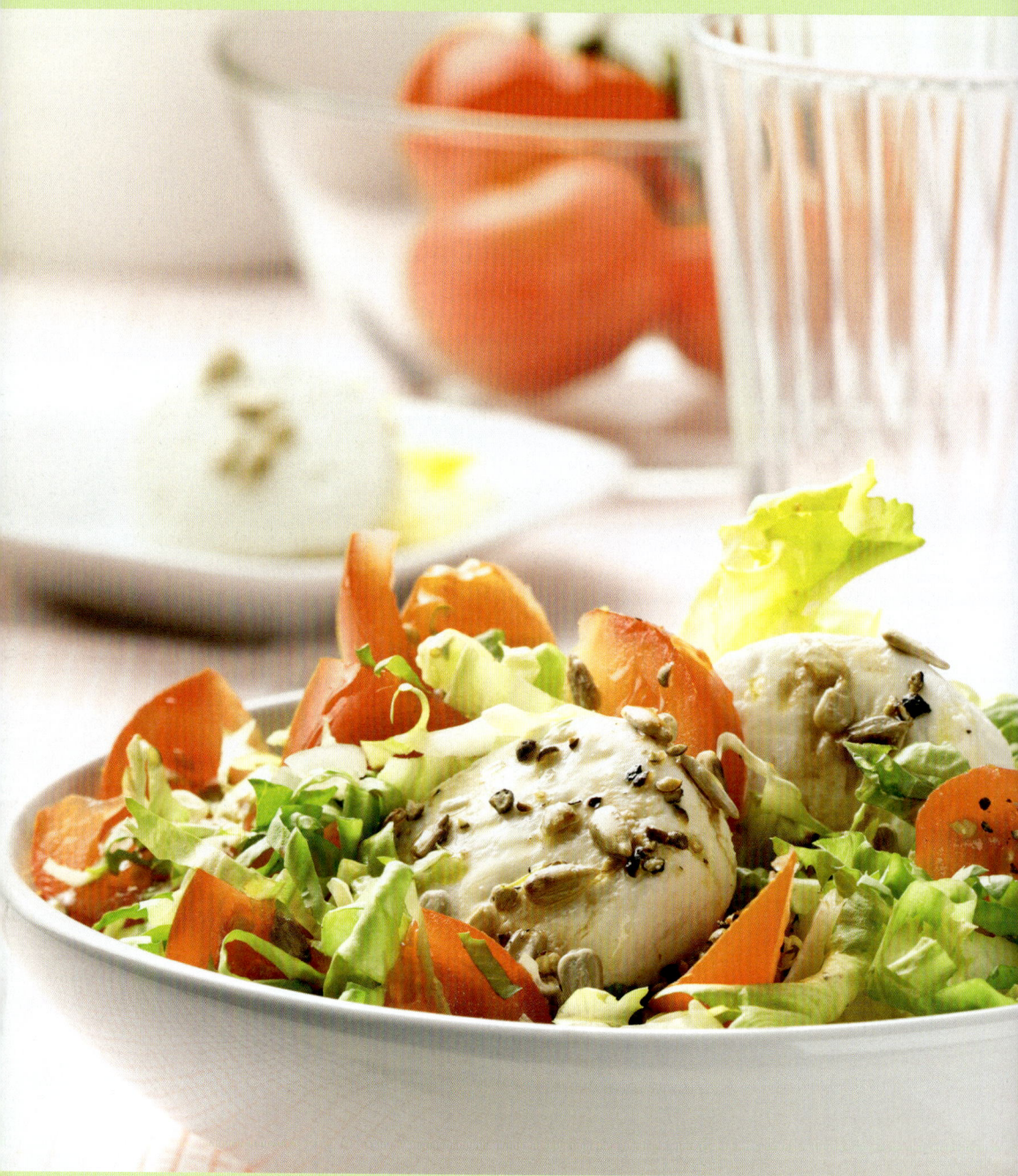

Gerichte für den kleinen Hunger

Endiviensalat mit Ziegenkäse *(Foto)*

♦ Eiweiß | Zubereitungszeit: 15 Min. | 2 Portionen

1 Die Sonnenblumenkerne ohne Fett kurz rösten, dann beiseitestellen.
2 Die äußeren Blätter vom Endiviensalat entfernen und den Strunk abtrennen. Den Salatkopf in einzelne Blätter teilen, waschen und trocknen. Die Salatblätter in feine Streifen schneiden. Die Tomaten waschen, von den Stielansätzen befreien und grob würfeln.
3 Für das Dressing den Essig mit Öl, Stevia bzw. Honig, 6 Esslöffeln Wasser, Pfeffer und Salz verrühren. Den Endiviensalat und die Tomatenwürfel auf zwei Tellern verteilen. Das Dressing über den Salat träufeln.
4 Den Ziegenkäse auf den Salat setzen. Mit den Sonnenblumenkernen bestreut servieren.

Zutaten
2 EL Sonnen-
blumenkerne
1 kleiner Kopf
Endiviensalat
2 Tomaten
2 EL Balsamico-Essig
1 EL Öl
5 Tropfen Stevia
(siehe Seite 74)
oder 1 TL Honig
Pfeffer
Meersalz
4 Taler Ziegenkäse
(à 40 g)

Möhren-Fenchel-Salat

♦ Eiweiß | Zubereitungszeit: 15 Min. | 2 Portionen

1 Die Möhren waschen, putzen und grob raspeln. Den Fenchel waschen, putzen, halbieren und den Strunk keilförmig herausschneiden. Den Fenchel in zarte Streifen schneiden. Etwas Fenchelgrün hacken und beiseitestellen.
2 Zwei Mandarinen schälen und das Fruchtfleisch in kleine Würfel schneiden.
3 Die dritte Mandarine halbieren, den Saft herauspressen und mit dem Joghurt verrühren. Den Ingwer dünn schälen und sehr fein hacken. Alle Zutaten miteinander mischen, mit dem Kardamom fein würzen und mit Fenchelgrün bestreuen.

Zutaten
2 Möhren
1 Fenchelknolle
3 Mandarinen
100 g Joghurt
1 kleines Stück Ingwer
(haselnussgroß)
1 Msp. Kardamom

Chicorée mit Lachscreme

Zutaten
1 Zwiebel
1 kleines Bund Dill
150 g Graved Lachs
250 g Quark
(20 % Fett i.Tr.)
Meersalz
2 Stauden Chicorée
Paprikapulver, edelsüß

♦ Neutral | Zubereitungszeit: 15 Min. | 2 Portionen

1 Die Zwiebel abziehen und fein hacken. Den Dill waschen, trocken schütteln und fein hacken. Den Lachs in feine Würfel schneiden.

2 Quark mit den Zwiebeln und dem Lachs mischen. Mit dem Salz zart würzen. Den gehackten Dill unterrühren.

3 Den Chicorée waschen, putzen, längs vierteln und vom Strunk befreien. Die Viertel auf zwei Tellern anrichten, die Lachscreme jeweils in die Mitte geben und mit dem Paprikapulver bestäuben. Nach Belieben eine Scheibe Vollkornbrot dazu essen.

Gefüllte Tomaten mit Gemüsecreme

Zutaten
4 Tomaten
1 reife Avocado
1 Frühlingszwiebel
1 Selleriestange
80 g Frischkäse
150 g Joghurt
1 TL Obstessig
Meersalz
Chilipulver

♦ Neutral | Zubereitungszeit: 15 Min. | 2 Portionen

1 Die Tomaten waschen, einen Deckel abschneiden und die Tomate mit einem Teelöffel aushöhlen. Die Avocado schälen, grob würfeln, dann mit einer Gabel zerdrücken.

2 Die Frühlingszwiebel putzen und waschen. Das Grün in feine Röllchen, das Weiße in kleine Würfel schneiden. Etwas Zwiebelgrün beiseitelegen.

3 Die Selleriestange putzen, eventuelle Fäden abziehen und in sehr feine Scheibchen schneiden. Den Frischkäse mit dem Joghurt, dem Avocadomus, der Frühlingszwiebel und den Selleriescheiben mischen. Mit Essig, Salz und Chili würzen.

4 Einen Teil der Gemüsecreme in die Tomaten füllen, die restliche Creme in einer kleinen Schüssel servieren. Mit etwas Zwiebelgrün garnieren.

Lollo Rosso mit gebratenen Champignons

♦ Neutral | Zubereitungszeit: 20 Min. | 2 Portionen

1 Den Salat putzen, waschen, gut abtropfen lassen und in mundgerechte Stücke zerpflücken. Die Tomaten waschen, halbieren, von den Stielansätzen befreien und in grobe Würfel schneiden.
2 Die Pilze putzen, abreiben und feinblättrig aufschneiden. Das Öl in einer Pfanne erhitzen und die Pilze darin unter Rühren braun braten. Mit Pfeffer und Salz würzen.
3 Für das Dressing die Kräuter waschen und fein hacken. Joghurt mit Essig, 6 Esslöffeln Wasser, Pfeffer und Salz verrühren. Die Kräuter unterrühren. Salat und Tomaten auf eine Platte geben und mit dem Dressing beträufeln. Die Pilze darauf anrichten und sofort servieren.

Zutaten
1 Lollo Rosso
2 Tomaten
200 g Champignons
1 EL Öl
Pfeffer
Meersalz
1 kleines Bund Kräuter
(z. B. Schnittlauch,
Petersilie, Kerbel, Dill)
125 g Joghurt
1 EL Essig
Pfeffer
Meersalz

Romanosalat mit Eiersauce

♦ Eiweiß | Zubereitungszeit: 20 Min. | 2 Portionen

1 Die Eier in 10 bis 12 Minuten hart kochen, kalt abschrecken, pellen und grob würfeln.
2 Die Kräuter waschen, trocken schütteln und fein hacken. Joghurt mit saurer Sahne, Senf, Essig, Pfeffer und Salz gut verrühren. Eierwürfel und Kräuter untermischen. 1 Esslöffel gehackte Kräuter beiseitelegen.
3 Den Salat putzen, waschen und in mundgerechte Stücke zupfen. Die Radieschen waschen und in feine Scheiben schneiden. Die Zwiebel abziehen und fein hacken.
4 Salat und Radieschen auf zwei Tellern anrichten, die Eiersauce auf den Salat geben. Mit den gehackten Zwiebeln und den restlichen Kräutern bestreut servieren.

Zutaten
4 Eier
1 Bund Kräuter
(z. B. Petersilie, Schnitt-
lauch, Dill, Salbei)
150 g Joghurt
2 EL saure Sahne
1 TL Senf
1 TL weißer
Balsamico-Essig
Pfeffer
Meersalz
1 Romanosalat
1 Bund Radieschen
1 kleine Zwiebel

Grüner Salat mit Petersiliendressing

◆ Neutral | Zubereitungszeit: 10 Min. | 2 Portionen

Zutaten
1 Kopfsalat
1 kleine Zwiebel
1 Bund Petersilie
2 EL Obstessig
1 EL Sonnenblumenöl
Kräutersalz
Pfeffer

1 Den Salat putzen, waschen, trocknen und in mundgerechte Stücke zerteilen. Die Zwiebel abziehen und fein hacken.
2 Die Petersilie waschen, trocknen, die Blättchen von den Stielen zupfen und sehr fein hacken.
3 Für das Dressing Essig, 8 Esslöffel Wasser, Öl, Kräutersalz und Pfeffer kräftig verrühren. Zwiebelwürfel und Petersilie zugeben. Die Sauce mit dem Salat vermischen.

Zwiebel-Tortilla

◆ Eiweiß | Zubereitungszeit: 20 Min. | 2 Portionen

Zutaten
2 Frühlingszwiebeln
1/2 kleines Bund Schnittlauch
1 EL Öl
4 große Eier
2 EL Mineralwasser
Pfeffer
Meersalz
12 Kirschtomaten

1 Die Frühlingszwiebeln putzen und waschen. Das Grün in Röllchen schneiden, das Weiße in kleine Würfel schneiden. Den Schnittlauch waschen, trocknen und in Röllchen schneiden.
2 Das Öl in einer Pfanne erhitzen. Die Zwiebelwürfel und -röllchen darin unter Rühren anbraten.
3 Die Eier in einer Schüssel verquirlen. Mineralwasser, Pfeffer und Salz zugeben und mit einer Gabel eine halbe Minute lang schlagen. Die Eier über das Gemüse gießen und zugedeckt bei schwacher Hitze 8 bis 10 Minuten stocken lassen. Zwischendurch die Pfanne mehrmals kurz rütteln, damit nichts anlegt.
4 Die Tomaten waschen und halbieren. Die Tortilla auf einen Teller geben und in vier Stücke schneiden. Mit dem Schnittlauch bestreuen und zusammen mit den aufgeschnittenen Tomaten servieren.

Spanischer Bohnensalat mit Thunfisch

◆ Eiweiß | Zubereitungszeit: 20 Min. | 2 Portionen

1 Die Bohnen waschen, putzen, in etwa 3 cm lange Stücke schneiden und in kochendem Salzwasser bissfest garen. Dann abgießen und abtropfen lassen.
2 Die Tomaten waschen, über Kreuz einritzen, kurz überbrühen, abschrecken und abziehen. Die Früchte in grobe Würfel schneiden. Die Bohnen mit den Tomaten und dem Thunfisch in einer Schüssel mischen.
3 Für das Dressing Zwiebel und Knoblauch schälen und fein hacken. Essig mit 5 Esslöffeln Wasser, Öl, Pfeffer und Salz kräftig verrühren. Zwiebel- und Knoblauchwürfel untermischen. Den Salat mit dem Dressing beträufeln. Mit der gehackten Petersilie bestreut servieren.

Zutaten
500 g grüne Bohnen
Meersalz
2 Tomaten
200 g Thunfisch (im eigenen Saft aus der Dose)
1 Zwiebel
1 – 2 Knoblauchzehen
1 EL Essig
1 EL Olivenöl
Pfeffer
2 EL gehackte Petersilie

Fruchtiger Kopfsalat mit Krabben

◆ Eiweiß | Zubereitungszeit: 15 Min. | 2 Portionen

1 Den Salat putzen, waschen und in mundgerechte Stücke zupfen. Die Paprikaschote waschen und fein würfeln. Die Selleriestange putzen und in feine Scheibchen schneiden.
2 1 1/2 Orangen schälen und in kleine Stücke schneiden. Die restliche 1/2 Orange auspressen. Salat, Paprika, Sellerie und Orangenstücke miteinander mischen und den Salat in einer Schüssel anrichten.
3 Die Petersilie waschen, trocknen und fein hacken.
4 Für das Dressing Joghurt und Orangensaft kräftig verrühren. Mit Kräutersalz und Cayennepfeffer würzen. Die Sauce über den Salat gießen und mit der Petersilie bestreuen. Die Krabben auf dem Salat verteilen.

Zutaten
1 kleiner Kopfsalat
1 gelbe Paprikaschote
1/2 kleine Stange Staudensellerie
2 Orangen
3 Zweige glatte Petersilie
150 g Joghurt
Kräutersalz
Cayennepfeffer
250 g Krabben

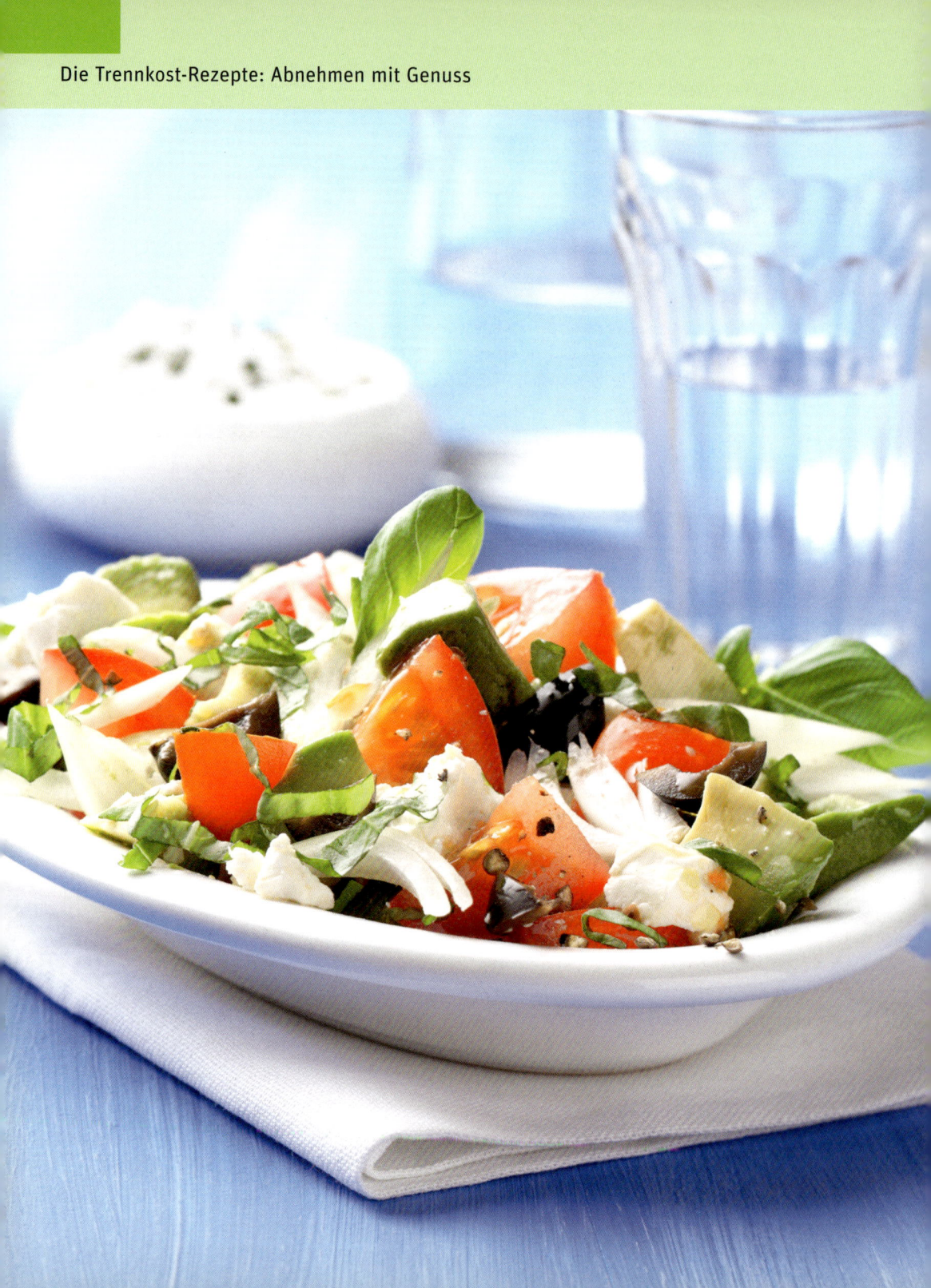

Griechischer Bauernsalat (Foto)

♦ Eiweiß | Zubereitungszeit: 15 Min. | 2 Portionen

1 Basilikumblättchen waschen und in kleine Streifen schneiden. Einige Blättchen für die Garnitur beiseitelegen.
2 Die Zwiebel abziehen und fein hacken. Die Tomaten waschen, von den Stielansätzen befreien und klein würfeln. Die Oliven in Scheiben schneiden. Den Schafskäse zerbröckeln.
3 Die Avocado längs halbieren, den Kern entfernen. Etwas Fruchtfleisch mit einem Löffel herausnehmen und zerkleinern. Mit den Tomaten- und Zwiebelwürfeln, den Oliven, dem Schafskäse und dem Basilikum mischen.
4 Mit Pfeffer, Salz, Essig und Öl würzen. Mit den Basilikumblättchen garnieren.

Zutaten
1 kleines Bund Basilikum
1 kleine Zwiebel
2 große Fleischtomaten
10 schwarze Oliven (ohne Stein)
80 g Schafskäse (Feta)
1 reife Avocado
Pfeffer
Meersalz
1 EL Balsamico-Essig
1 TL Olivenöl

Fruchtiger Geflügelsalat

♦ Eiweiß | Zubereitungszeit: 20 Min. | Kochzeit: 35 Min. | 2 Portionen

1 Das Suppengrün waschen und putzen. Sellerie und Möhren in Würfel, den Lauch in Ringe schneiden. Das Gemüse in kochendem Wasser 3 bis 4 Minuten blanchieren.
2 Die Hühnerbrust im Gemüsewasser gar kochen, anschließend das Fleisch in kleine Würfel schneiden.
3 Die Mandarinen schälen und in kleine Stücke schneiden. Die Nüsse grob hacken.
4 Für das Dressing den Mandarinensaft mit dem Joghurt, der sauren Sahne, Curry, Pfeffer, Salz, Worcestersauce und Ketchup verrühren. Gemüsewürfel, Fleisch und Mandarinenstückchen unterheben und mit den Nüssen bestreuen. Mit der Petersilie garniert servieren.

Zutaten
1 Bund Suppengrün
300 g Hühnerbrust
2 Mandarinen
6 halbe Walnusskerne
Saft einer Mandarine, frisch gepresst
150 g Joghurt
4 EL saure Sahne
1 – 2 TL Curry
Pfeffer
Meersalz
einige Spritzer Worcestersauce
1 EL Ketchup
3 kleine Zweige Petersilie

Suppen

Tomaten-Möhren-Suppe mit Basilikum

Zutaten
1 Zwiebel
3 Möhren
3 Tomaten
1 EL Butter
350 ml Gemüsebrühe
Chilipulver
Meersalz
10 Blättchen Basilikum

♦ Eiweiß | Zubereitungszeit: 20 Min. | 2 Portionen

1 Die Zwiebel schälen und fein hacken. Die Möhren waschen, schälen und in kleine Würfel schneiden. Die Stielansätze der Tomaten entfernen, Tomaten überbrühen, abziehen und grob würfeln.

2 Die Butter in einem Topf schwach erhitzen und die Zwiebel- und Möhrenwürfel darin unter Rühren dünsten. Tomatenwürfel zugeben, mit der Gemüsebrühe auffüllen und zugedeckt 10 bis 12 Minuten leicht kochen lassen. Mit Chili und Salz würzen.

3 Basilikum waschen, die Blättchen in kleine Streifen schneiden und über die Suppe streuen. Heiß servieren.

Scharfe Möhrensuppe mit Ingwer

Zutaten
1 kleine Zwiebel
350 g Möhren
1 kleines Stück Ingwer
(haselnussgroß)
einige Zweige Koriander
1 TL Butter
500 ml Gemüsebrühe
1 TL Sambal Oelek
1/2 TL Honig

♦ Neutral | Zubereitungszeit: 10 Min. | 2 Portionen

1 Die Zwiebel abziehen und fein würfeln. Die Möhren putzen, waschen, schälen und in Würfel schneiden. Den Ingwer schälen und fein hacken. Die Korianderzweige waschen, die Blättchen von den Stielen zupfen und grob hacken.

2 Die Butter in einem Topf schmelzen lassen. Die Zwiebelwürfel darin bei schwacher Hitze glasig werden lassen. Die Möhrenwürfel zugeben und unter Rühren leicht anbraten. Die Gemüsebrühe angießen, mit Sambal Oelek und Honig würzen. Zugedeckt etwa 15 bis 18 Minuten leicht kochen lassen.

3 Die Suppe mit dem Mixstab pürieren. Den fein gehackten Ingwer in die Suppe geben. Mit dem Koriander bestreut servieren.

Zucchinisuppe

◆ Neutral | Zubereitungszeit: 15 Min. | 2 Portionen

1 Die Zwiebel abziehen und fein hacken. Zucchini waschen, putzen und in grobe Würfel schneiden. Thymian waschen, trocknen und die Blättchen von den Stielen zupfen.
2 Die Butter in einem Topf schmelzen lassen. Zwiebelwürfel darin unter Rühren glasig braten. Zucchini zugeben, kurz mitbraten, dann mit der Brühe auffüllen. Zugedeckt etwa 10 Minuten schwach kochen lassen. Anschließend mit dem Mixstab pürieren.
3 Mit Pfeffer und Salz abschmecken. Die Sojacreme unterrühren. Mit der gehackten Petersilie und dem Parmesan bestreut servieren.

Zutaten
1 kleine Zwiebel
400 g Zucchini
4 Zweige Thymian
1 TL Butter
300 ml Gemüsebrühe
Pfeffer
Meersalz
2 EL Sojacreme
2 EL gehackte Petersilie
1 EL frisch geriebener Parmesan

Rucola-Kräuter-Suppe

◆ Neutral | Zubereitungszeit: 15 Min. | 2 Portionen

1 Die Schalotte abziehen und fein hacken. Den Rucola waschen, trocknen, die harten Stiele entfernen und die Blätter klein schneiden. Die restlichen Kräuter verlesen, waschen und grob zerkleinern.
2 Die Butter in einem Topf erhitzen. Die Schalottenwürfel darin bei schwacher Hitze glasig werden lassen. Die Gemüsebrühe angießen und kurz aufkochen lassen.
3 Die Kräuter bis auf 1 Esslöffel Petersilie unter die Suppe rühren und diese zugedeckt 5 Minuten bei schwacher Hitze kochen lassen. Anschließend mit dem Mixstab pürieren.
4 Mit Pfeffer und Salz würzen und die Sahne unter die Suppe ziehen. Mit der restlichen Petersilie bestreut servieren.

Zutaten
1 Schalotte
1/2 kleines Bund Rucola
1 Bund frische Kräuter
(z. B. Petersilie, Schnittlauch, Sauerampfer)
1 EL Butter
400 ml Gemüsebrühe
Pfeffer
Meersalz
2 EL saure Sahne

Brokkoli-Käse-Suppe mit Schmand

Zutaten
500 g Brokkoli
2 TL Gemüsebrühe
Chilipulver
25 g Schmelzkäse
2 EL Schmand

♦ Eiweiß | Zubereitungszeit: 20 Min. | 2 Portionen

1 Den Brokkoli waschen, putzen und in kleine Röschen teilen. Die Stiele schälen und in kleine Stücke schneiden.
2 Beides in einen Topf geben, mit Wasser bedecken und die Suppe mit der Gemüsebrühe und mit Chili würzen. Zugedeckt 10 bis 12 Minuten leicht kochen lassen.
3 Den Käse unterrühren und alles mit dem Mixstab pürieren. Den Schmand unterziehen und die Suppe heiß servieren.

Italienischer Gemüseeintopf mit Würstchen

Zutaten
1 Stange Lauch
3 dünne Möhren
1 Zucchini
1 EL Öl
600 ml Gemüsebrühe
2 – 3 ungeschälte
Knoblauchzehen
2 Zweige frischer
Thymian
Pfeffer
Meersalz
4 Geflügelwürstchen

♦ Eiweiß | Zubereitungszeit: 25 Min. | 2 Portionen

1 Lauch putzen, längs aufschneiden, gründlich waschen und in Streifen schneiden. Die Möhren putzen, schälen und in Scheiben schneiden. Die Zucchini waschen, putzen und klein würfeln.
2 Das Öl in einem Topf erhitzen und das Gemüse unter Rühren andünsten. Mit der Brühe aufgießen, Knoblauchzehen und Thymian zugeben und bei schwacher Hitze 15 Minuten kochen lassen. Mit Pfeffer und Salz würzen.
3 Die Würstchen in kleine Scheiben schneiden und in die Suppe geben. Die Thymianzweige entfernen und den Eintopf heiß servieren.

TIPP

Ohne Würstchen gegessen, zählt der Gemüseeintopf zur neutralen Kost. Sie können somit die Suppe mit Kartoffeln, Nudeln oder Brötchen in eine Kohlenhydratmahlzeit umwandeln.

Fischsuppe

♦ Eiweiß | Zubereitungszeit: 25 Min. | 2 Portionen

1 Die Zwiebel abziehen und grob hacken. Die Paprikaschote putzen, waschen und in schmale Streifen schneiden. Den Brokkoli waschen, putzen und in kleine Röschen teilen. Die Stiele schälen und in kleine Stücke schneiden.
2 Das Öl in einem Topf erhitzen. Die Zwiebelwürfel darin bei schwacher Hitze glasig werden lassen. Die Paprikastreifen und Brokkolistiele zugeben und unter Rühren leicht anbraten.
3 Die Gemüsebrühe angießen, mit Pfeffer und Sambal Oelek würzen. Zugedeckt etwa 5 Minuten leicht kochen lassen.
4 Den Fisch kurz waschen, eventuelle Gräten entfernen und den Fisch in mundgerechte Würfel schneiden. Brokkoliröschen und Fischstücke zur Suppe geben und zugedeckt weitere 5 Minuten leicht kochen lassen. Mit der gehackten Petersilie bestreut servieren.

Zutaten
1 Zwiebel
1 rote Paprikaschote
250 g Brokkoli
1 EL Öl
400 ml Gemüsebrühe
Pfeffer
1/2 TL Sambal Oelek
300 g Fischfilet
(z. B. Scholle, Kabeljau, Rotbarsch)
2 EL gehackte Petersilie

Zwiebel-Pilz-Suppe

♦ Neutral | Zubereitungszeit: 10 Min. | 2 Portionen

1 Die Zwiebel abziehen, halbieren und in feine Ringe schneiden. Die Pilze putzen und feinblättrig aufschneiden. Petersilie waschen, trocknen und fein hacken.
2 Die Butter in einem Topf schmelzen lassen. Zwiebelringe und Pilze darin unter Rühren anbraten. Mit der Brühe auffüllen und zugedeckt etwa 15 bis 18 Minuten schwach kochen lassen.
3 Mit Pfeffer und Salz abschmecken. Mit der gehackten Petersilie und Parmesan bestreut servieren.

Zutaten
1 Gemüsezwiebel
125 g Champignons
1/2 kleines Bund Petersilie
1 TL Butter
400 ml Gemüsebrühe
Pfeffer
Meersalz
2 TL frisch geriebener Parmesan

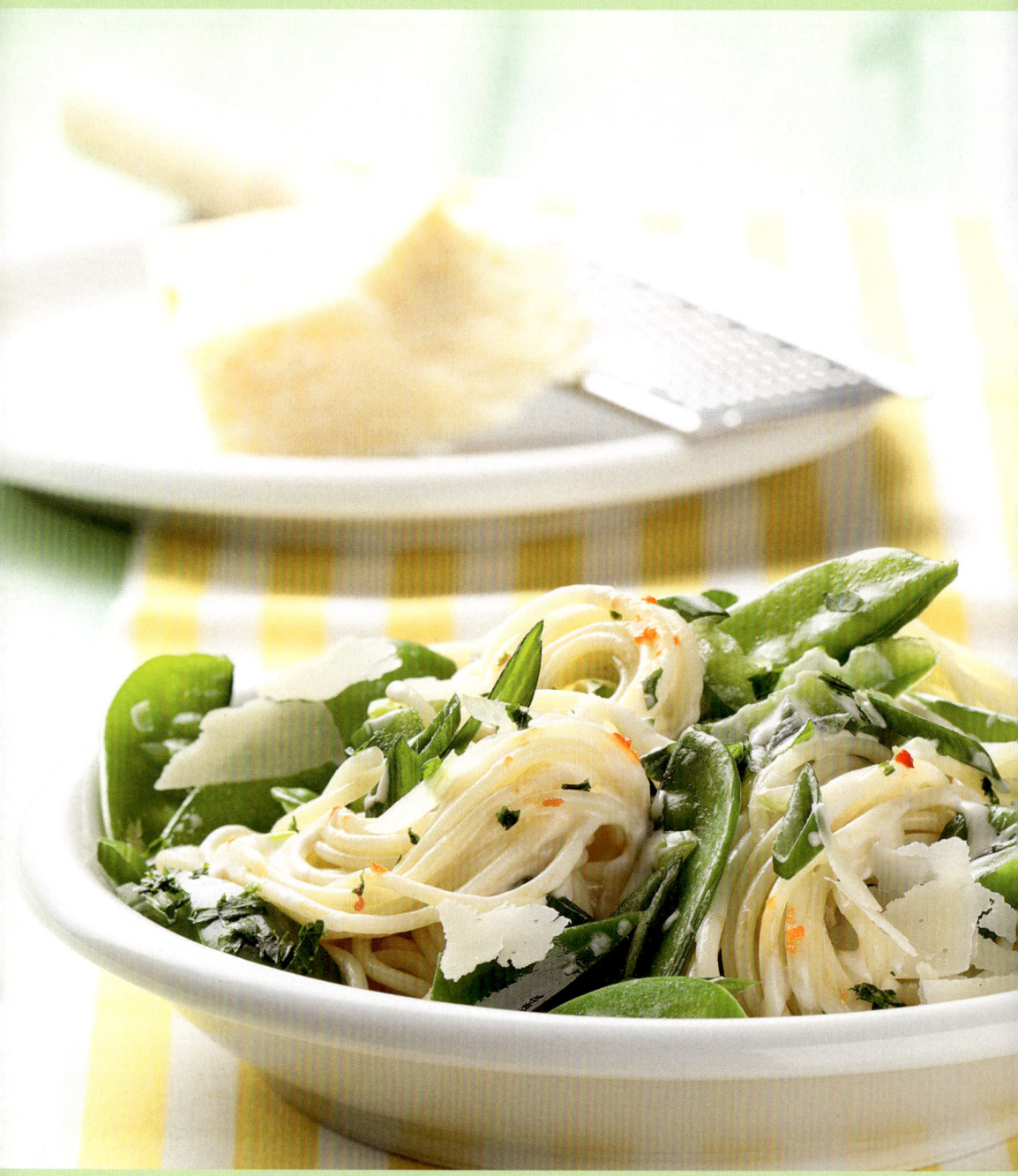

Spaghetti in grüner Gemüsepfanne (Foto)

♦ Kohlenhydrate | Zubereitungszeit: 30 Min. | 2 Portionen

1 Die Frühlingszwiebeln putzen und in kleine Röllchen schneiden. Die Zuckerschoten putzen, waschen und eventuelle Fäden abziehen. Die Paprikaschoten in feine Streifen schneiden. Alles zusammen in kochendem Wasser 3 bis 4 Minuten blanchieren.

2 Die Nudeln in leicht gesalzenem Wasser bissfest garen. Die Petersilie waschen, trocknen und fein hacken.

3 Die Butter in einer Pfanne erhitzen. Das Gemüse darin unter Rühren anbraten. Sahne, Joghurt und Oliven unterrühren. Mit Salz und Sambal Oelek würzen.

4 Die Nudeln zum Gemüse geben. Mit der Petersilie und mit Parmesan bestreut servieren.

Zutaten
2 Frühlingszwiebeln
125 g Zuckerschoten
2 grüne Paprikaschoten
160 g Spaghetti
Meersalz
1 kleines Bund Petersilie
1 EL Butter
50 g Sahne
150 g Joghurt
10 grüne Oliven
1/2 TL Sambal Oelek
2 TL frisch geriebener Parmesan

Nudeln mit Pesto und Salami

♦ Kohlenhydrate | Zubereitungszeit: 30 Min. | 2 Portionen

1 Für das Pesto die Basilikumblättchen grob zerkleinern. Den Knoblauch abziehen und grob hacken. Basilikum, Knoblauch, Parmesan und Pinienkerne in einem Mörser zerreiben. Nach und nach das Öl untermischen.

2 Die gelbe Paprika in kleine Würfel, die rote und grüne Paprika in Streifen schneiden. Die Zwiebel schälen und fein würfeln. Die Salami in feine Streifen schneiden.

3 Die Nudeln in reichlich leicht gesalzenem Wasser bissfest garen. Die Paprika- und Zwiebelwürfel in einer Pfanne mit dem Öl unter Rühren 3 bis 4 Minuten scharf anbraten.

4 Nudeln und Pesto unter das Gemüse rühren. Mit Pfeffer und Salz würzen und die Salami unterheben. Zusammen mit den Paprikastreifen servieren.

Zutaten
Für das Pesto:
1 Zweig Basilikum
1 – 2 Knoblauchzehen
1 EL geriebener Parmesan
1 EL Pinienkerne
2 EL Olivenöl

Für die Nudeln:
je 1 gelbe, rote und grüne Paprikaschote
1 Zwiebel
75 g Rindersalami
160 g Nudeln (z. B. Penne)
1 EL Olivenöl
Meersalz, Pfeffer

Pasta mit Brokkoli aus dem Wok

Zutaten

500 g Brokkoli
2 – 3 Knoblauchzehen
160 g Nudeln
(z. B. Spaghetti)
Meersalz
1 EL Sesamöl
4 EL Sahne oder
Sojacreme
Kräutersalz
1 TL Sambal Oelek

♦ Kohlenhydrate | Zubereitungszeit: 20 Min. | 2 Portionen

1 Den Brokkoli waschen, putzen und in kleine Röschen teilen. Die Stiele schälen und in kleine Stücke schneiden. Den Knoblauch abziehen und in dünne Scheiben schneiden.

2 Die Nudeln in reichlich leicht gesalzenem Wasser bissfest garen, dann abgießen und gut abtropfen lassen.

3 Das Öl im Wok erhitzen. Brokkoli und Knoblauch dazugeben und unter Rühren 3 bis 4 Minuten scharf anbraten. Die Nudeln unterrühren und alles kurz aufkochen lassen.

4 Die Sahne bzw. Sojacreme zu den Nudeln geben und mit dem Kräutersalz fein würzen. Sambal Oelek unterrühren und sofort servieren.

Tagliatelle mit frischen Steinpilzen

Zutaten

2 Frühlingszwiebeln
1 EL Butter
300 ml Gemüsebrühe
2 EL Crème fraîche
1 kleine Zwiebel
300 g frische Steinpilze
(auch Champignons oder
Austernpilze)
1 EL Öl
Pfeffer
Meersalz
1 kleines Bund
Blattpetersilie
160 g Tagliatelle
2 TL frisch geriebener
Parmesan

♦ Kohlenhydrate | Zubereitungszeit: 30 Min. | 2 Portionen

1 Die Frühlingszwiebeln putzen, waschen und in kleine Röllchen schneiden. Das Gemüse in einer Pfanne mit Butter andünsten. Mit der Brühe ablöschen und etwas einkochen lassen. Anschließend die Sauce mit dem Mixstab pürieren, Crème fraîche unterrühren.

2 Die Zwiebel abziehen und fein hacken. Die Pilze putzen und in kleine Stücke schneiden. Das Öl in einer Pfanne erhitzen, Zwiebel darin glasig dünsten. Pilze zugeben, mit Pfeffer und Salz würzen und unter Rühren garen.

3 Petersilie waschen, trocknen und fein hacken.

4 Die Nudeln in leicht gesalzenem Wasser bissfest garen, mit der Sauce und den Pilzen mischen. Mit der gehackten Petersilie und mit Parmesan bestreut servieren.

Gebratene Makkaroni mit Salbei

◆ Kohlenhydrate | Zubereitungszeit: 20 Min. | 2 Portionen

1 Die Nudeln in reichlich leicht gesalzenem Wasser bissfest garen. Anschließend abgießen und gut abtropfen lassen.
2 Zwiebel und Knoblauch abziehen und in Scheiben schneiden. Den Salbei waschen, trocknen, von den Stielen zupfen und die Blätter grob zerkleinern.
3 Das Öl in einer Pfanne erhitzen. Die Salbeiblättchen darin kurz frittieren, dann herausnehmen und beiseitestellen. Zwiebel und Knoblauch im restlichen Öl glasig dünsten.
4 Die Nudeln untermischen und kurz anbraten. Mit Pfeffer, Salz und Sambal Oelek würzen. Käse unterrühren und leicht anschmelzen lassen. Die Nudeln mit den Salbeiblättchen bestreut servieren.

Zutaten
160 g Makkaroni
Meersalz
1 Zwiebel
2 – 3 Knoblauchzehen
1/2 Bund Salbei
2 EL Öl
Pfeffer
Kräutersalz
1/2 TL Sambal Oelek
2 EL geriebener
Greyerzer

Asia-Pfanne

◆ Kohlenhydrate | Zubereitungszeit: 25 Min. | 2 Portionen

1 Den Lauch waschen, der Länge nach halbieren und in kleine Streifen schneiden. In kochendem Wasser 2 bis 3 Minuten blanchieren.
2 Die Pilze putzen und feinblättrig aufschneiden. Die Paprikaschote in kleine Würfel schneiden. Die Keimlinge waschen und verlesen.
3 Die Nudeln in reichlich Salzwasser bissfest garen.
4 Das Öl im Wok erhitzen. Lauchstreifen, Pilzscheiben und Paprikawürfel darin unter Rühren kräftig anbraten. Die Nudeln zugeben und weitere 3 Minuten braten.
5 Mit der Currypaste und Sojasauce abschmecken. Mit den Cashewkernen und Sojabohnensprossen bestreut servieren.

Zutaten
1 große Stange Lauch
150 g Champignons
1 große rote
Paprikaschote
4 EL Sojabohnen-
keimlinge
160 g chinesische Nudeln
(ohne Ei)
Meersalz
1 EL Öl
1 TL gelbe Currypaste
2 EL helle Sojasauce
10 Cashewkerne

Kartoffeln

400 g Kartoffeln
1 – 2 Knoblauchzehen
1 Stange Lauch
2 Möhren
2 Paar Debreziner
1/2 kleines Bund
Petersilie
1 EL Öl
400 ml Gemüsebrühe
1 TL Rosenpaprika
Chilipulver

Ungarische Bauernsuppe

♦ Kohlenhydrate | Zubereitungszeit: 35 Min. | 2 Portionen

1 Die Kartoffeln waschen, schälen und in kleine Würfel schneiden. Den Knoblauch abziehen und fein hacken. Den Lauch putzen, längs vierteln, waschen und in kleine Stücke schneiden. Die Möhren waschen, putzen und fein würfeln.

2 Die Debreziner in dünne Scheiben schneiden. Die Petersilie waschen, trocknen und fein hacken.

3 Das Öl in einem Topf erhitzen. Kartoffeln, Knoblauch, Lauch und Möhren darin unter Rühren anbraten. Die Gemüsebrühe dazugießen. Mit Paprika und Chili würzen und zugedeckt etwa 20 Minuten leicht kochen lassen.

4 Die Debreziner in die Suppe geben und die Suppe mit der frisch gehackten Petersilie bestreut servieren.

400 g festkochende
Kartoffeln
1 Zwiebel
1 kleines Bund
Radieschen
1 kleine Salatgurke
1 kleines Bund Rucola
1 kleines Bund
Schnittlauch
2 EL Obstessig
1 EL Öl
2 EL Joghurt
Pfeffer, Meersalz
4 geräucherte
Forellenfilets

Kartoffelsalat mit Rucola und Forellenfilets

♦ Kohlenhydrate | Zubereitungszeit: 35 Min. | 2 Portionen

1 Die Kartoffeln in der Schale gar kochen, pellen und in dünne Scheiben schneiden. Die Zwiebel schälen und würfeln. Die Radieschen putzen, waschen und stifteln. Die Gurke schälen und in Scheiben hobeln. Den Rucola waschen, die harten Stiele entfernen und die Blätter klein schneiden.

2 Die Kartoffelscheiben mit den vorbereiteten Zutaten in einer Schüssel mischen.

3 Für das Dressing den Schnittlauch waschen und in Röllchen schneiden. Essig mit Öl, 6 Esslöffeln Wasser, Joghurt, Pfeffer und Salz verrühren. Den Kartoffelsalat mit dem Dressing vermischen und mit dem Schnittlauch bestreuen. Zusammen mit den Forellenfilets servieren.

Bauernpfanne mit Salami

◆ Kohlenhydrate | Zubereitungszeit: 45 Min. | 2 Portionen

1 Die Kartoffeln in der Schale garen, anschließend pellen und in kleine Würfel schneiden. Die Bohnen waschen, putzen, in etwa 3 cm lange Stücke schneiden. In Salzwasser bissfest garen. Dann abgießen und abtropfen lassen.
2 Die Zwiebel abziehen und fein hacken. Die Salami in kleine Würfel schneiden. Die Paprikaschote waschen und in kleine Stücke schneiden. Das Öl in einer beschichteten Pfanne erhitzen und die Zwiebel darin glasig dünsten.
3 Kartoffel- und Paprikawürfel zugeben und unter Rühren kräftig anbraten. Bohnen und aufgetauten Mais unterrühren, mit Majoran, Pfeffer und Salz würzen. Mit den Salamiwürfeln bestreut servieren.

Zutaten
400 g kleine
Pellkartoffeln
500 g grüne Bohnen
Meersalz
1 Zwiebel
80 g Rindersalami
1 rote Paprikaschote
1 EL Öl
3 EL Mais (TK)
1 EL getrockneter
Majoran
Pfeffer

Kartoffelpüree mit Kraut und geschmorten Äpfeln

◆ Kohlenhydrate | Zubereitungszeit: 35 Min. | 2 Portionen

1 Die Kartoffeln waschen, schälen und vierteln. In einem Topf in der Gemüsebrühe gar kochen. Anschließend im eigenen Kochwasser fein zerstampfen. Den Kartoffelbrei mit Sahne und Muskatnuss verfeinern.
2 Die Äpfel waschen, vierteln und in dünne Spalten teilen. Die Zwiebel schälen und in Ringe schneiden. Das Öl in einer Pfanne erhitzen. Apfelspalten und Zwiebelringe darin unter Wenden braun braten.
3 Sauerkraut und Wacholderbeeren in einem Topf erhitzen. Die Salami in kleine Würfel schneiden.
4 Das Püree mit dem Sauerkraut auf einer Platte anrichten. Die Salamiwürfel und das Apfel-Zwiebel-Gemisch darauf verteilen.

Zutaten
400 g Kartoffeln
1 TL Gemüsebrühe
(Instant)
5 EL Sahne
etwas Muskatnuss,
frisch gerieben
2 mürbe, abgelagerte
Äpfel
1 Zwiebel
1 EL Öl
600 g Sauerkraut
5 Wacholderbeeren
50 g Rindersalami

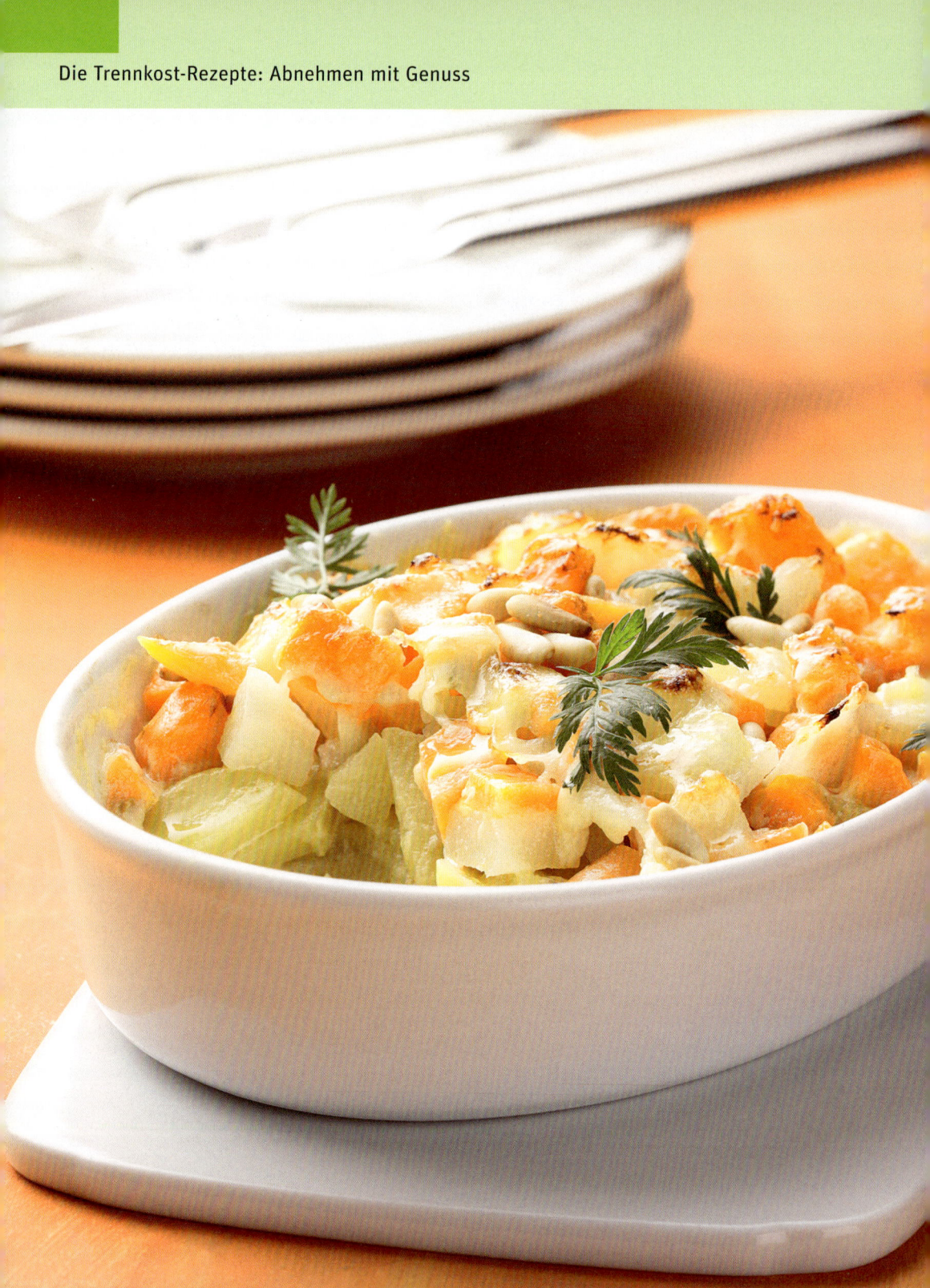

Bunter Gemüseauflauf mit Käsekruste (Foto)

◆ Kohlenhydrate | Zubereitungszeit: 35 Min. |
   Backzeit: 15 Min. | 2 Portionen

1 Die Kartoffeln in der Schale garen, pellen und in Scheiben
   schneiden. Möhren und Kohlrabi waschen, putzen und
   würfeln. Möhren- und Kohlrabiwürfel in einem Topf mit
   Butter unter Rühren 5 Minuten dünsten.
2 Die Brühe angießen und zugedeckt 10 Minuten leicht
   kochen lassen. Das Gemüse aus der Brühe nehmen, die
   Brühe beiseitestellen. Den Backofen auf 180 °C vorheizen.
3 Die Kartoffelscheiben in eine Auflaufform geben und das
   abgetropfte Gemüse darüberschichten. Für die Sauce die
   Sahne mit 200 Milliliter Gemüsebrühe kurz aufkochen lassen. Mit Pfeffer, Salz und Majoran würzen. Danach die
   Hälfte vom Käse in die Sauce rühren.
4 Die Mischung über das Gemüse gießen. Den übrigen Käse
   und die Pinienkerne auf dem Auflauf verteilen. Im Backofen 15 Minuten backen, bis die Oberfläche goldbraun ist.

Zutaten
400 g Kartoffeln
350 g Möhren
350 g Kohlrabi
1 EL Butter
400 ml Gemüsebrühe
50 g Sahne
100 g geriebener
Greyerzer
2 EL Pinienkerne

Kartoffel-Gurken-Pfanne mit Hüttenkäse

◆ Kohlenhydrate | Zubereitungszeit: 35 Min. | 2 Portionen

1 Die Kartoffeln in der Schale garen, pellen und halbieren.
   Die Gurke schälen, der Länge nach vierteln und in Würfel
   schneiden. Den Dill waschen, trocknen und fein hacken.
   Einige Zweige für die Garnitur beiseitelegen.
2 Die Kartoffeln mit dem Öl in einer Pfanne unter Rühren
   scharf anbraten. Gurkenstücke, Peperoni und Oliven zugeben und weitere 5 bis 6 Minuten dünsten. Mit Pfeffer und
   Salz würzen und mit dem gehackten Dill bestreuen.
3 Zusammen mit dem Hüttenkäse anrichten und mit dem
   Dill garnieren.

Zutaten
400 g kleine Kartoffeln
1 Salatgurke
1 Bund Dill
2 EL Öl
8 milde Peperoni (Glas)
12 grüne Oliven
Pfeffer
Meersalz
200 g Hüttenkäse

Reis

Chinesischer Reistopf

Zutaten
125 g Parboiled
Vollkornreis
200 g frische Shiitake-
oder Austernpilze
2 Frühlingszwiebeln
1 Stück Ingwer (etwa
fingernagelgroß)
100 g Soja- oder
Mungobohnenkeimlinge
1 EL Öl, z. B. Sesamöl
2 EL Cashewkerne
Pfeffer, Salz
Worcestersauce

♦ Kohlenhydrate | Zubereitungszeit: 30 Min. | 2 Portionen

1 Den Reis in einem Topf mit leicht gesalzenem Wasser garen. Die Pilze putzen und in Scheiben schneiden. Die Frühlingszwiebeln putzen und in kleine Röllchen schneiden. Den Ingwer schälen und fein hacken. Die Keimlinge verlesen, waschen und gut abtropfen lassen.

2 Pilze, Zwiebeln und Ingwer in einer Pfanne mit Öl unter Rühren kräftig anbraten. Den abgetropften Reis, zwei Drittel der Keimlinge und Cashewkerne untermischen und weitere 4 bis 5 Minuten braten. Mit Pfeffer und Salz würzen und mit der Worcestersauce abschmecken.

3 Mit den restlichen Keimlingen bestreut servieren.

Gewürzreis mit Currybanane

Zutaten
125 g Parboiled
Vollkornreis
Meersalz
2 EL Rosinen
2 EL Mandelstifte
1 Zwiebel
3 Möhren
2 kleine reife Bananen
2 EL Butter
etwas Curry
1/2 TL Kardamom
1 TL Zimt
1 TL Kurkuma
1 TL Chilipulver

♦ Kohlenhydrate | Zubereitungszeit: 20 Min. | 2 Portionen

1 Den Reis in leicht gesalzenem Wasser garen. Die Rosinen mit heißem Wasser übergießen, 5 Minuten quellen lassen, dann abgießen. Die Mandelstifte in einer Pfanne rösten.

2 Die Zwiebel abziehen und fein würfeln. Die Möhren waschen, putzen und in kleine Würfel schneiden. Die Bananen schälen.

3 Die Butter in einer Pfanne schmelzen lassen, die Bananen damit bestreichen und mit Curry bestäuben. Die Bananen im Backofen bei 200 °C 10 Minuten backen.

4 Zwiebel- und Möhrenwürfel in der restlichen Butter andünsten. Reis, Rosinen, Salz und die übrigen Gewürze untermischen. Die Bananen auf den Reis setzen und mit den Mandelstiften bestreut servieren.

Reis-Auberginen-Gratin

♦ Kohlenhydrate | Zubereitungszeit: 30 Min. | 2 Portionen

1 Den Reis in einem Topf mit leicht gesalzenem Wasser
bei schwacher Hitze garen. Die Aubergine waschen und
in 1 cm dicke Scheiben schneiden. Mit Salz bestreuen,
10 Minuten ziehen lassen, anschließend trocken tupfen.
2 Die Auberginenscheiben in einer Pfanne mit Öl langsam
braten. Anschließend herausnehmen, auf ein Küchenkrepp
legen und das überschüssige Fett abtupfen.
3 Den Reis mit Kurkuma und Sojasauce würzen und in eine
Auflaufform geben. Die Auberginenscheiben darüber verteilen und mit dem Käse bestreuen. Im Backofen bei 200 °C
etwa 10 Minuten überbacken.

Zutaten

125 g Parboiled
Vollkornreis
Meersalz
1 große Aubergine
4 EL Olivenöl
1/2 TL Kurkuma
2 EL Sojasauce
80 g frisch geriebener
Parmesan

Gemüse-Risotto

♦ Kohlenhydrate | Zubereitungszeit: 50 Min. | 2 Portionen

1 Die Safranfäden in warmem Wasser 10 Minuten einweichen. Sonnenblumenkerne in einer Pfanne ohne Fett
rösten. Die Frühlingszwiebeln klein schneiden, die Paprikaschote in kleine Würfel schneiden.
2 Die Paprikawürfel in einem Topf mit Öl unter Wenden
leicht anbraten und herausnehmen. Im restlichen Öl die
Zwiebelstücke glasig dünsten. Den Reis zufügen und
anbraten. Gemüsebrühe und Safran mit Einweichwasser
zugießen und auf kleiner Flamme zugedeckt 30 Minuten
quellen lassen. Zwischendurch etwas Brühe angießen.
3 Die Erbsen zugeben und weitere 10 Minuten garen. Mit
Pfeffer, Salz und Thymian würzen. Paprikawürfel, Mais
und die Hälfte vom Parmesan untermischen. Den restlichen Parmesan darüberstreuen. Mit den Sonnenblumenkernen bestreut servieren.

Zutaten

1/2 Döschen Safranfäden
(oder 1 TL
gemahlene Kurkuma)
2 EL Sonnenblumen-
kerne
2 Frühlingszwiebeln
1 große rote
Paprikaschote
1 EL Olivenöl
160 g Vollkorn-Risotto-
Reis (Rundkorn)
450 ml Gemüsebrühe
150 g Erbsen (TK)
Pfeffer, Salz
2 Zweige Thymian
100 g Mais (TK)
40 g frisch geriebener
Parmesan

Getreide

Gemüse-Dinkel-Suppe mit Ei

Zutaten
120 g Dinkel
1 Bund Suppengrün
1 kleiner Zweig
Liebstöckel
1 EL Butter
500 ml Gemüsebrühe
1 Eigelb
Pfeffer
Meersalz
2 EL gehackte Petersilie

♦ Kohlenhydrate | Einweichzeit: 8 Std. | Zubereitungszeit: 25 Min. | 2 Portionen

1 Den Dinkel in einem Topf mit Wasser über Nacht quellen lassen. Am nächsten Tag die Körner mit dem Einweichwasser bei schwacher Hitze 25 Minuten garen.
2 Das Suppengrün putzen, waschen und in kleine Würfel schneiden. Den Liebstöckel waschen und fein hacken.
3 Das Gemüse mit der Butter anbraten. Die Brühe angießen, Liebstöckel zufügen und 15 Minuten leicht kochen lassen. Das Eigelb mit etwas heißer Brühe kräftig schlagen.
4 Den abgetropften Dinkel zur Suppe geben, mit Pfeffer und Salz abschmecken. Das Eigelb in die heiße Suppe gleiten lassen und mit der Petersilie bestreut servieren.

Bulgur-Salat mit Schafskäse

Zutaten
150 g Bulgur
2 Tomaten
150 g Schafskäse
1 Zwiebel
1 Knoblauchzehe
400 g Zucchini
1 1/2 EL Olivenöl
100 g Mais (TK)
1 EL Obstessig
Pfeffer, Kräutersalz
1 TL getrockneter
Estragon
einige frische
Estragonblättchen

♦ Kohlenhydrate | Zubereitungszeit: 25 Min. | 2 Portionen

1 Den Bulgur in 1/2 Liter kochendes Salzwasser geben. Zugedeckt etwa 15 Minuten quellen lassen.
2 Die Tomaten waschen und in kleine Würfel schneiden. Den Käse zerbröseln. Zwiebel und Knoblauch abziehen und fein würfeln. Die Zucchini waschen und klein würfeln.
3 1/2 Esslöffel Öl in einer Pfanne erhitzen, Zwiebel und Knoblauch darin hellgelb braten. Zucchiniwürfel zufügen und unter Rühren 5 Minuten braten. Tomaten, Schafskäse und Mais zufügen und den Bulgur untermischen.
4 Das restliche Öl mit Essig und 3 Esslöffeln Wasser verrühren, mit Pfeffer, Salz und Estragon würzen. Den Salat damit anmachen und mit Estragonblättchen garnieren.

Herzhafte Hirsepfanne

♦ Kohlenhydrate | Zubereitungszeit: 20 Min. |
Koch- und Quellzeit: 25 Min. | 2 Portionen

1 Zwiebel und Knoblauchzehen abziehen und fein hacken,
in einer Pfanne mit Öl unter Rühren kräftig anbraten.
2 Die heiß abgebrauste Hirse zu den Zwiebeln geben. Mit der
Gemüsebrühe auffüllen, Kurkuma zugeben und zugedeckt
etwa 15 Minuten leicht kochen lassen. Dann den Herd aus-
schalten und die Hirse weitere 10 Minuten ausquellen lassen. Zwischendurch mit einer Gabel etwas auflockern.
3 Die Petersilie waschen, trocknen und fein hacken. Die
Tomaten waschen und halbieren. Die Gurke schälen und in
kleine Würfel schneiden. Gurkenwürfel unter die Hirse
mischen. Mit Thymian, Pfeffer und Salz würzen.
4 Den Schafskäse zerbröseln und untermischen. Mit den
Tomatenhälften und gehackter Petersilie bestreut servieren.

Zutaten
1 Zwiebel
2 – 3 Knoblauchzehen
1 EL Öl
125 g Hirse
500 ml Gemüsebrühe
1/2 TL Kurkuma
1/2 kleines Bund glatte
Petersilie
12 Kirschtomaten
1 kleine Salatgurke
1/2 TL getrockneter
Thymian
Pfeffer
Meersalz
100 g Schafskäse
(z. B. Feta)

Süß-scharfes Hirsotto

♦ Kohlenhydrate | Zubereitungszeit: 35 Min. | 2 Portionen

1 Die heiß abgebrauste Hirse in 1/2 Liter kochendes Salzwasser geben. Chilischote zufügen und zugedeckt etwa
15 Minuten leicht kochen lassen, anschließend weitere
10 Minuten ausquellen lassen. Die Chilischote entfernen.
2 Die Möhren waschen, putzen und fein würfeln. Den Ingwer schälen und fein hacken. Die Butter in einer beschichteten Pfanne erhitzen. Die Möhrenwürfel in einer Pfanne
mit Butter unter Rühren 5 Minuten braten.
3 Pinienkerne, Ingwer und Rosinen unterrühren. Die Hirse
zugeben. Mit dem Zimt, Kardamom und Honig würzen.
4 Banane schälen, in Scheiben schneiden, auf dem Hirsotto
anrichten und mit Zimt bestreut servieren.

Zutaten
125 g Hirse
Meersalz
1 kleine rote Chilischote
400 g Möhren
1 kleines Stück Ingwer
(haselnussgroß)
1 EL Butter
3 EL Pinienkerne
4 EL ungeschwefelte
Rosinen
1 – 2 TL Zimt
1/2 TL Kardamom
1 EL Honig
1 große Banane

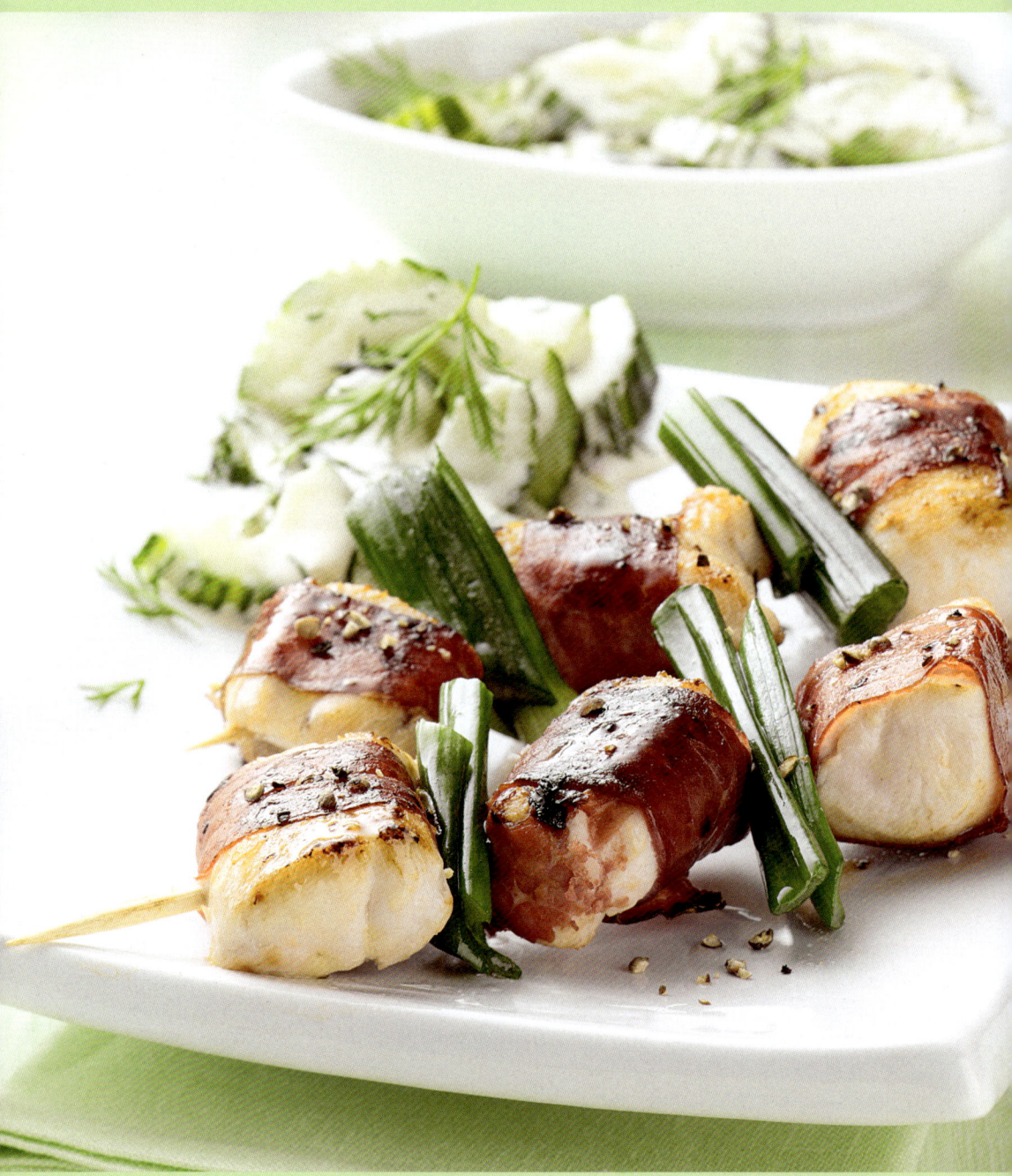

Rindfleisch & Geflügel

Würzige Hähnchenspieße mit Dillgurke (Foto)

♦ Eiweiß | Zubereitungszeit: 35 Min. | 2 Portionen

1 Die Frühlingszwiebeln putzen, waschen, das Weiße in Würfel, das Grün in Röllchen schneiden. Die Gurke schälen, der Länge nach vierteln und in Würfel schneiden.

2 Das Fleisch in Würfel, den Schinken in Streifen schneiden. Die Schinkenstreifen um die Fleischstücke wickeln. Abwechselnd Fleischstücke und das Grün der Frühlingszwiebeln auf Schaschlikspieße stecken, mit Öl bestreichen, salzen und pfeffern und im Grill rundum braten.

3 Die Zwiebelwürfel in einer Pfanne mit Butter glasig dünsten. Die Gurkenwürfel zufügen und unter Rühren 8 bis 10 Minuten braten. Mit dem Kräutersalz würzen, die Sahne und den Dill unterrühren. Zusammen mit den Fleischspießen servieren.

Zutaten
2 – 3 Frühlingszwiebeln
1 große Salatgurke
300 g Hähnchenbrust
40 g Rinderschinken
1 EL Öl
Meersalz
Pfeffer
1 EL Butter
Kräutersalz
3 EL Sahne
1 kleines Bund Dill,
fein gehackt

Hähnchenbrust mit feinem Gemüse

♦ Eiweiß | Zubereitungszeit: 30 Min. | 2 Portionen

1 Die Petersilie waschen und fein hacken. Die Möhren waschen, schälen und in Würfel schneiden, Zuckerschoten putzen, waschen und eventuelle Fäden abziehen. Die Frühlingszwiebeln putzen und in feine Ringe schneiden.

2 Die Hähnchenbrüste in Öl und Butter von beiden Seiten je 3 Minuten braten. Mit Salz und Pfeffer würzen, aus der Pfanne nehmen.

3 Das Gemüse im verbliebenen Bratfett unter Rühren 5 Minuten braten. Mit der Gemüsebrühe löschen.

4 Das angebratene Fleisch zugeben und zugedeckt bei milder Hitze noch 6 bis 7 Minuten ziehen lassen. Die Sauce mit Pfeffer und Salz abschmecken und mit der Sahne verfeinern. Mit der gehackten Petersilie bestreut servieren.

Zutaten
1 kleines Bund Petersilie
300 g Möhren
300 g Zuckerschoten
2 Frühlingszwiebeln
1 EL Öl
2 TL Butter
2 ausgelöste Hähnchenbrüste ohne Haut
(à 180 g)
Meersalz
Pfeffer
125 ml Gemüsebrühe
3 EL Sahne

Wirsingkohl-Rouladen

◆ Eiweiß | Zubereitungszeit: 40 Min. | 2 Portionen

Zutaten
1 mittelgroßer
Wirsingkohl
1 EL Butter
125 ml Gemüsebrühe
Meersalz
Pfeffer
etwas frisch geriebene
Muskatnuss
2 EL Crème fraîche
1 Möhre
1 kleine Zwiebel
350 g Rinderhackfleisch
1 Ei
1 TL Senf
1 EL Öl

1 Sechs große Wirsingblätter waschen, vom Strunk befreien und in kochendem Wasser kurz blanchieren. Den restlichen Wirsing halbieren, den Strunk herausschneiden und das Gemüse in Streifen schneiden, anschließend mit der Butter in einem Topf 3 Minuten unter Rühren anbraten. Die Brühe zugießen und 20 Minuten leicht kochen lassen. Salz und Gewürze zugeben, mit Crème fraîche verfeinern.

2 Die Möhre reiben, die Zwiebel abziehen und fein hacken. Das Hackfleisch mit den Möhren, den Zwiebelwürfeln, dem Ei, Senf, Pfeffer und Salz mischen. Sechs Frikadellen formen, in die Kohlblätter legen und zusammenfalten.

3 Die Rouladen mit dem Öl in einem Bräter 20 Minuten rundum anbraten. Zusammen mit dem Wirsing servieren.

Gratinierte Zucchini mit Hackfleisch

◆ Eiweiß | Zubereitungszeit: 20 Min. |
Backzeit: ca. 20 Minuten | 2 Portionen

Zutaten
600 g Zucchini
3 EL Olivenöl
4 Tomaten
1 kleine Zwiebel
2 Knoblauchzehen
250 g Rinderhackfleisch
Meersalz
Pfeffer
1 TL Oregano
1 TL Sambal Oelek
125 g Gouda
3 Zweige Petersilie

1 Die Zucchini in 1 cm dicke Scheiben schneiden und mit 2 Esslöffeln Öl unter Wenden braten.

2 Die Tomaten überbrühen, abziehen und in Würfel schneiden. Den Backofen auf 200 °C vorheizen. Zwiebel und Knoblauchzehen abziehen, fein hacken und in dem restlichen Öl glasig dünsten. Das Hackfleisch zufügen und anbraten. Salz und die Gewürze zugeben.

3 Die Tomatenwürfel zum Hackfleisch geben. Die Zucchinischeiben in eine Auflaufform legen und die Hackfleischsauce darübergießen. Den Käse in Scheiben schneiden, auf das Gemüse legen und alles im Ofen etwa 20 Minuten überbacken. Mit der Petersilie garnieren.

Gegrillte Hackfleischspieße mit Rettichsalat

♦ Eiweiß | Zubereitungszeit: 35 Min. | 2 Portionen

1 Den Rettich schälen, grob raspeln und mit Salz bestreuen. Crème fraîche und Joghurt verrühren, mit dem Rettich mischen und ziehen lassen. Mit der Petersilie bestreuen.
2 Für die Knoblauchbutter den Knoblauch abziehen, durch eine Presse drücken und mit der Butter vermengen.
3 Die Zwiebel abziehen und fein hacken. Das Hackfleisch mit dem Ei, Salz, Chili und den Zwiebelwürfeln mischen.
4 Den Fleischteig in vier Portionen teilen und zu länglichen Würsten formen. Diese der Länge nach auf einen Holzspieß stecken und von allen Seiten grillen. Kurz vor Ende der Garzeit die Spieße mit der Knoblauchbutter bestreichen. Zusammen mit dem Rettichsalat servieren.

Zutaten
1 mittelgroßer, fester Rettich
Meersalz
2 EL Crème fraîche
150 g Naturjoghurt
2 EL fein gehackte Petersilie
1 Knoblauchzehe
1 EL weiche Butter
1 kleine Zwiebel
350 g Rinderhackfleisch
1 kleines Ei
Chilipulver

Scharfer Bohnen-Tomaten-Eintopf

♦ Eiweiß | Zubereitungszeit: 35 Min. | 2 Portionen

1 Die Bohnen in Stücke schneiden. Die Zwiebel abziehen und hacken, die Paprikaschote in schmale Streifen schneiden.
2 Die Tomaten kurz überbrühen, abschrecken und abziehen. Die Früchte in grobe Würfel schneiden.
3 Die Bohnen in einem Topf mit der Butter leicht anschmoren. Brühe zugießen, Bohnenkraut zufügen und mit Pfeffer würzen. Etwa 20 Minuten leicht kochen lassen.
4 Die Zwiebelwürfel in einer hochwandigen Pfanne mit dem Öl glasig dünsten. Das Hackfleisch in der Mitte der Pfanne unter Rühren anbraten. Paprikastreifen und Tomaten zufügen.
5 Salz und die übrigen Gewürze zugeben, zugedeckt 5 Minuten leicht kochen lassen. Die gegarten Bohnen mit der Brühe zum Hackfleisch geben und mit der Sahne verfeinern.

Zutaten
500 g grüne Bohnen
1 Zwiebel
1 gelbe Paprikaschote
400 g reife Tomaten
1 EL Butter
125 ml Gemüsebrühe (aus Instantpulver)
1 Zweig Bohnenkraut
Pfeffer
1 EL Sonnenblumenöl
350 g Hackfleisch (Rind oder Lamm)
Meersalz
2 – 3 TL Paprikapulver (edelsüß)
1 – 2 TL Sambal Oelek
2 EL Sahne

Rindfleischtopf nach Balkanart

◆ Eiweiß | Zubereitungszeit: 20 Min. | 2 Portionen

Zutaten
1 dicke Zwiebel
350 g mageres Rindfleisch
1 EL Öl
4 ungeschälte Knoblauchzehen
2 EL Paprikapulver (edelsüß)
Cayennepfeffer
Pfeffer, Meersalz
1/2 TL Kümmel
80 ml Rotwein
225 ml Gemüsebrühe
1 EL Tomatenmark
1 rote Paprikaschote
400 g Sauerkraut
2 EL Sauerrahm

1 Die Zwiebel abziehen und in feine Streifen schneiden. Das Fleisch in Würfel schneiden. Das Fleisch mit dem Öl in einem Bräter von allen Seiten scharf anbraten.

2 Zwiebel und Knoblauch zugeben, mit Paprikapulver und Cayennepfeffer bestäuben und alles unter Rühren anbraten. Mit Pfeffer, Salz und Kümmel würzen. Mit dem Rotwein und der Brühe löschen, Tomatenmark unterrühren und alles zugedeckt bei schwacher Hitze etwa 1 Stunde kochen lassen.

3 Die Paprikaschote waschen, putzen und in schmale Streifen schneiden. Das Sauerkraut grob hacken. Paprikastreifen und Sauerkraut zum Fleisch geben und weitere 15 Minuten leicht kochen lassen. Nochmals abschmecken und die Sauce mit dem Sauerrahm verfeinern.

Kohlrabigemüse mit Bratwurst

◆ Eiweiß | Zubereitungszeit: 20 Min. | 2 Portionen

Zutaten
700 g Kohlrabi
1 Bund Petersilie
1 EL Butter
125 ml Gemüsebrühe
1 EL Öl
4 Geflügel- oder Kalbsbratwürste
2 EL saure Sahne

1 Kohlrabi schälen und in kleine Würfel schneiden. Die Petersilie waschen, trocknen und fein hacken.

2 Die Butter in einem Topf schmelzen lassen und die Kohlrabiwürfel darin unter Rühren zart anbraten. Die Gemüsebrühe zugießen und im geschlossenen Topf etwa 15 Minuten leicht kochen lassen.

3 Das Öl in einer Pfanne erhitzen und die Bratwürste darin von allen Seiten braun braten.

4 Die saure Sahne unter das Gemüse rühren und mit der Petersilie bestreuen. Mit den Bratwürsten servieren.

Zitronen-Kalbsschnitzel mit Gemüsesalat

◆ Eiweiß | Zubereitungszeit: 35 Min. | 2 Portionen

1 Den Lauch putzen, der Länge nach halbieren, waschen und in dünne Streifen schneiden. In kochendem Wasser kurz blanchieren, auf ein Sieb geben und abtropfen lassen.

2 Die Paprikaschote putzen, entkernen, waschen und anschließend klein würfeln. Die Gurke schälen, der Länge nach vierteln und in kleine Würfel schneiden. Alles zusammen mit dem Mais in einer Schüssel mischen.

3 Für das Dressing 1 Esslöffel Öl mit Essig, 5 Esslöffeln Wasser, Pfeffer und Salz verrühren. Die Petersilie waschen, trocknen und fein hacken. Das Dressing mit dem Salat mischen, die Petersilie darüberstreuen.

4 Das Fleisch kurz waschen, trocknen und behutsam flach klopfen. Die Zitrone kalt abwaschen und in Scheiben schneiden. Den Backofen auf 200 °C vorheizen.

5 Das restliche Öl in einer beschichteten Pfanne erhitzen und die Schnitzel darin von jeder Seite 2 Minuten scharf anbraten. Die Zitronenscheiben kurz in der Pfanne schwenken.

6 Rosmarinzweige abbrausen und in eine feuerfeste Form legen. Zitronenscheiben und Schnitzel darauflegen, pfeffern, salzen und dünn mit dem Parmesan bestreuen. Im Ofen 5 Minuten grillen. Zusammen mit dem Salat servieren.

Zutaten

1 Stange Lauch
1 gelbe Paprikaschote
1 kleine Salatgurke
150 g Mais (TK)
2 EL Öl
2 EL Obstessig
Pfeffer
Meersalz
1 kleines Bund Petersilie
4 Kalbsschnitzel
(à 100 g)
1 kleine, unbehandelte
Zitrone
2 Zweige Rosmarin
4 TL geriebener
Parmesan

TIPP

Lauch ist geschmacklich etwas milder als Zwiebeln und lässt sich gut mit anderen Gemüsesorten kombinieren. Der hohe Ballaststoffanteil reinigt den Darm. Die Inhaltsstoffe unterstützen Leber und Galle, regen die Nieren an und wirken stark entwässernd.

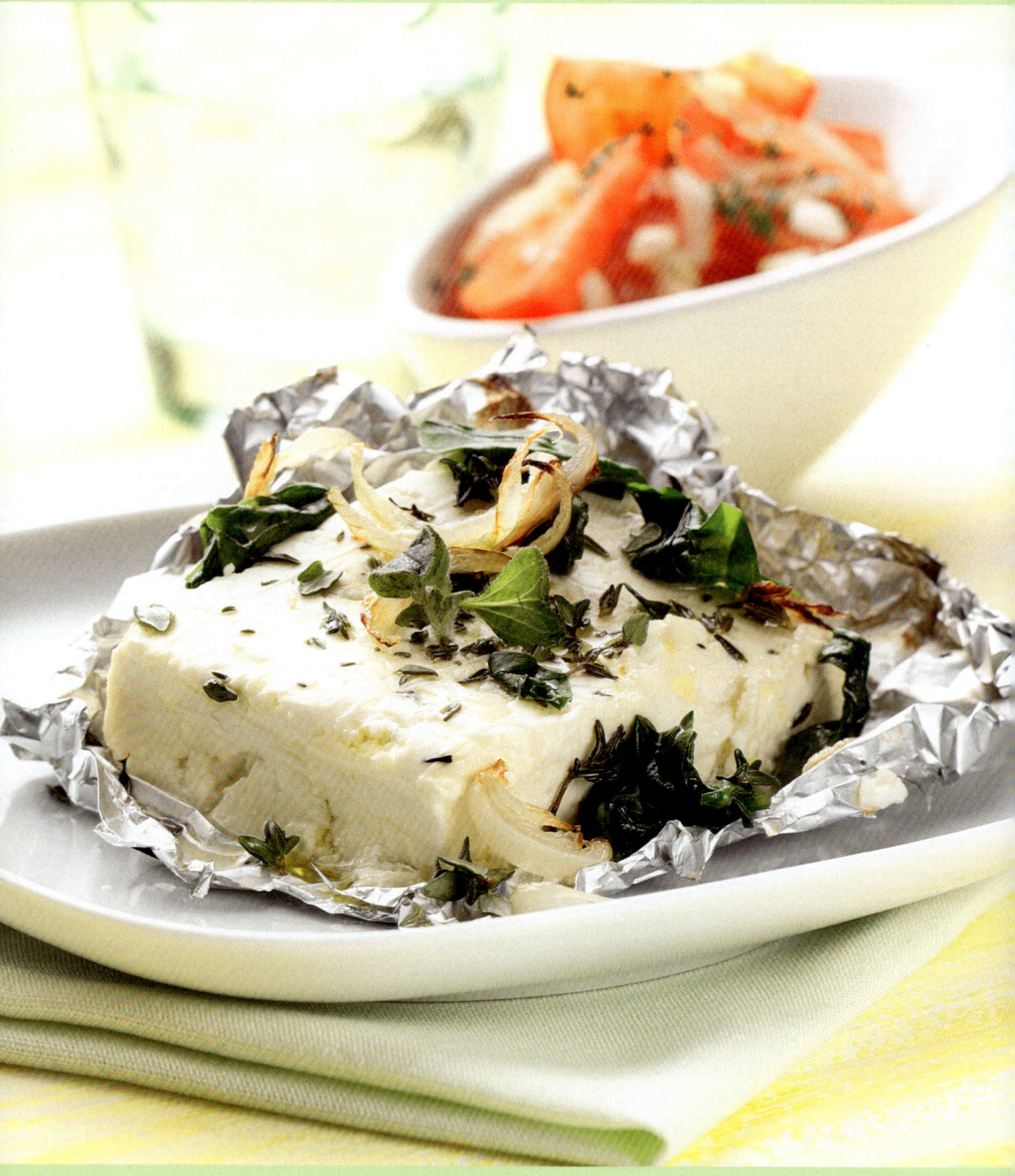

Käse & Eier

Schafskäse in Folie mit Tomatensalat *(Foto)*

◆ Neutral | Zubereitungszeit: 20 Min. |
Backzeit: ca. 20 Min. | 2 Portionen

1 Den Spinat putzen, waschen und grob zerkleinern. Die
Zwiebel abziehen und in sehr dünne Ringe schneiden.
2 Zwei große Stücke Alufolie mit dem Olivenöl bepinseln.
Die Hälfte der Spinatblätter und Zwiebelringe auf der
Folie verteilen. Den Käse darauflegen, mit den Kräutern
würzen. Die restlichen Spinatblätter und Zwiebelscheiben
auf den Käse geben und die Folie gut verschließen. Die
Päckchen von jeder Seite etwa 10 bis 12 Minuten grillen.
3 Für den Salat die Tomaten waschen, die Stielansätze entfernen und das Fruchtfleisch in dünne Scheiben schneiden.
Die zweite Zwiebel abziehen und fein hacken. Beides in
einer Schüssel mischen, mit Pfeffer und Salz würzen.
4 Das Öl darüber träufeln und die gehackte Petersilie untermischen. Zusammen mit dem Schafskäse servieren.

Zutaten
50 g Spinatblätter
1 kleine Zwiebel
1 EL Olivenöl
2 Scheiben Schafskäse
(à 125 g)
2 TL gerebelter Oregano
2 TL gerebelter
Thymian
2 TL gerebelter
Rosmarin
500 g Tomaten
1 kleine Zwiebel
Pfeffer
Meersalz
1 EL Olivenöl
3 EL gehackte Petersilie
außerdem: Alufolie
(extra stark und reißfest)

Appenzeller Käsesalat

◆ Neutral | Zubereitungszeit: 15 Min. | 2 Portionen

1 Die Zwiebel in dünne Ringe schneiden, diese in eine Schüssel geben, mit kochendem Wasser übergießen, 20 Sekunden
ziehen lassen, dann das Wasser abschütten.
2 Die Radieschen in Scheiben schneiden, die Paprikaschote in
kleine Streifen schneiden. Den Käse klein würfeln. Alles in
einer Schüssel mischen.
3 Den Schnittlauch waschen und in Röllchen schneiden.
4 Für das Dressing den Essig mit Öl, 8 Esslöffeln Wasser,
Cayennepfeffer und Salz verrühren. Den Mais unterrühren
und den Salat damit anmachen. Mit dem Schnittlauch
bestreut servieren.

Zutaten
1 Zwiebel
1 Bund Radieschen
1 große grüne
Paprikaschote
160 g Appenzeller
1 kleines Bund
Schnittlauch
2 EL Obstessig
1 EL Öl
Cayennepfeffer
Kräutersalz
4 EL Mais (TK)

Schnelles Eierpfännchen mit Rahmspinat

◆ Eiweiß | Zubereitungszeit: 20 Min. | 2 Portionen

Zutaten
600 g Rahmspinat (TK)
1 kleine Zwiebel
1 TL Öl
100 g Corned Beef
4 Eier
Pfeffer
Meersalz

1 Den Rahmspinat nach Packungsangabe in einen Topf geben und bei schwacher Hitze erst auftauen, dann einmal aufkochen lassen.

2 Die Zwiebel abziehen und fein hacken. Das Öl in einer Pfanne erhitzen und die Zwiebelwürfel darin bei schwacher Hitze glasig werden lassen. Das Corned Beef zugeben.

3 Die Eier nacheinander aufschlagen, über das Corned Beef geben und als Spiegeleier braten. Mit Pfeffer und Salz würzen und zusammen mit dem Rahmspinat servieren.

Schinkenomelett mit Blumenkohlsalat

◆ Eiweiß | Zubereitungszeit: 25 Min. | 2 Portionen

Zutaten
1 Blumenkohl
Meersalz
1 Zwiebel
2 EL Essig
1 EL Öl
6 EL Blumenkohlbrühe
1 EL Sojacreme
Pfeffer
1 TL Paprikapulver
(edelsüß)
4 Eier
2 EL Mineralwasser
60 g Rinderschinken
2 TL Butter

1 Den Blumenkohl waschen und in kleine Röschen teilen. In leicht gesalzenem kochendem Wasser bissfest garen.

2 Für das Dressing die Zwiebel abziehen und fein hacken. Essig mit Öl, 6 Esslöffeln Blumenkohlbrühe, Sojacreme, Pfeffer und Salz verrühren. Das Gemüse mit dem Dressing vermischen und mit dem Paprikapulver bestäuben.

3 Für das Omelett die Eier trennen. Das Eigelb mit dem Wasser in eine Schüssel geben, mit Pfeffer und Salz würzen und alles mit einer Gabel cremig aufschlagen. Das Eiweiß salzen, zu Schnee schlagen und unter das Eigelb heben.

4 Den Schinken in kleine Streifen schneiden. Die Schinkenstreifen in einer beschichteten Pfanne mit Butter kurz braten. Die Eiermasse zugießen. Die Pfanne mit einem Deckel schließen und das Omelett stocken lassen.

5 Das Omelett in vier Stücke teilen und zusammen mit dem Blumenkohlsalat servieren.

Thailändisches Rührei

◆ Eiweiß | Zubereitungszeit: 15 Min. | 2 Portionen

1 Die Eier mit Milch und Mineralwasser verquirlen. Mit Sambal Oelek, Sojasauce und Salz würzen.
2 Die Paprika in feine Streifen, die Zwiebel in dünne Ringe schneiden. Die Keimlinge waschen und verlesen.
3 Paprika und Zwiebelringe mit dem Öl in einer Pfanne dünsten. Die Sprossen zugeben und bei mittlerer Hitze weitere 3 Minuten braten.
4 Die Eier darübergießen und stocken lassen. Die Eiermasse zusammenschieben und zu einem Rührei fertig backen.

Zutaten
4 Eier
2 EL Milch
2 EL Mineralwasser
1 TL Sambal Oelek
1 – 2 TL Sojasauce
Meersalz
1 grüne Paprika
1 kleine Zwiebel
5 EL Sojabohnen-
keimlinge
1 TL Öl

Spargel-Eier-Auflauf

◆ Eiweiß | Zubereitungszeit: 15 Min. | Backzeit: 15 Min. | 2 Portionen

1 Den Spargel schälen, die holzigen Enden abschneiden. Die Stangen in Stücke schneiden und in gesalzenem Wasser zugedeckt 15 bis 18 Minuten leicht kochen lassen.
2 Die Spargelstücke aus dem Wasser nehmen und gut abtropfen lassen. Etwas Brühe beiseitestellen.
3 Die Eier hart kochen, abschrecken, pellen und in Scheiben schneiden. Die Hälfte der Spargelstücke in eine Auflauf-form geben, mit den Eierscheiben belegen. Die Hälfte des Meerrettichs darauf verteilen und mit 1 Esslöffel Greyerzer bestreuen. Den restlichen Spargel obenaufgeben. Den Back-ofen auf 200 °C vorheizen.
4 Die saure Sahne mit 4 Esslöffeln Spargelbrühe verrühren. Den restlichen Meerrettich und Greyerzer untermischen. Mit Pfeffer und Salz würzen. Die Sauce auf dem Spargel verteilen. Im Backofen 15 Minuten überbacken.

Zutaten
600 g weißer Spargel
Meersalz
4 Eier
4 TL Meerrettich aus dem Glas
5 EL geriebener Greyerzer
125 g saure Sahne
Pfeffer

Fisch & Meeresfrüchte

Fischgulasch in Ananas-Curry-Sauce

Zutaten
400 g Fischfilets
(z. B. Scholle, Seelachs
oder Rotbarsch)
2 EL Zitronensaft
1/2 Ananas
1 EL Öl
1 – 2 TL Curry
Meersalz
150 ml Gemüsebrühe
4 EL flüssige Sahne
1/2 TL Biobin
(siehe Seite 68)

♦ Eiweiß | Zubereitungszeit: 25 Min. | 2 Portionen

1 Den Fisch waschen, trocken tupfen und in Würfel schneiden. Die Fischstücke mit dem Zitronensaft marinieren.

2 Die Ananas schälen, vom harten Strunk befreien und das Fruchtfleisch in kleine Stücke schneiden.

3 Die Ananasstücke mit dem Öl in einer Pfanne unter Rühren dünsten. Mit Curry und Salz würzen. Brühe und Sahne angießen und unter Rühren leicht einkochen lassen.

4 Die Fischwürfel zugeben und zugedeckt bei schwacher Hitze in 10 Minuten gar ziehen lassen. Nach Belieben die Sauce nach Packungsangabe mit Biobin leicht binden.

Wok-Gemüse mit Garnelen

Zutaten
1 große Stange Lauch
2 Zucchini
3 Tomaten
1 Limette
16 rohe Garnelen
1 EL Öl
1 – 2 Knoblauchzehen
2 – 3 EL Sojasauce
1 TL Sambal Oelek
Meersalz

♦ Eiweiß | Zubereitungszeit: 35 Min. | 2 Portionen

1 Den Lauch der Länge nach halbieren, waschen und in Streifen schneiden. In kochendem Wasser kurz blanchieren.

2 Zucchini waschen und fein würfeln. Die Tomaten kurz überbrühen, abschrecken, abziehen und in grobe Würfel schneiden. Die Limette waschen und in kleine Stücke schneiden. Die Garnelen schälen und den Darm entfernen.

3 Garnelen und Limettenstücke mit dem Öl in einem Wok 2 bis 3 Minuten braten. Dann herausnehmen.

4 Im restlichen Öl Lauch und Zucchini bei starker Hitze 3 bis 4 Minuten braten. Tomatenstücke zugeben und weitere 2 Minuten unter Rühren braten. Knoblauch durch eine Presse dazudrücken und alles mit Sojasauce und Sambal Oelek würzen. Garnelen und Limettenstücke unter das Gemüse rühren, mit Salz abschmecken und servieren.

Lachskoteletts mit Gurkensalat

♦ Eiweiß | Zubereitungszeit: 20 Min. | 2 Portionen

1 Die Gurke schälen, in dünne Scheiben hobeln und salzen. Die Zwiebel abziehen und in kleine Würfel schneiden. Den Dill waschen, trocknen und fein hacken.
2 Für das Dressing 8 Esslöffel Wasser mit Essig, Sahne und Stevia verrühren. Die Zwiebelwürfel unterrühren. Die Gurkenscheiben ausdrücken und mit dem Dressing mischen.
3 Den Fisch kurz waschen, mit Küchenpapier abtrocknen und mit Pfeffer und Salz würzen.
4 Das Öl in einer beschichteten Pfanne erhitzen und den Fisch darin bei mittlerer Hitze von jeder Seite 4 bis 6 Minuten braten. Zusammen mit dem Gurkensalat servieren.

Zutaten
1 große Salatgurke
Meersalz
1 Zwiebel
1 kleines Bund Dill
2 EL weißer
Balsamico-Essig
2 EL Sahne
6 Tropfen Stevia
(siehe Seite 74)
oder 1 TL Ahornsirup
2 Lachskoteletts
(à 200 g)
Pfeffer
1 EL Öl

Französisches Fischragout

♦ Eiweiß | Zubereitungszeit: 30 Min. | 2 Portionen

1 Den Fisch waschen, trocken tupfen, eventuelle Gräten entfernen und den Fisch in mundgerechte Stücke schneiden.
2 Die Tomaten einritzen, kurz überbrühen und abziehen. Die Früchte in Stücke schneiden. Zucchini waschen und würfeln. Die Zwiebel abziehen und fein hacken. Basilikum waschen, die Blättchen in kleine Streifen schneiden.
3 Zwiebel- und Zucchiniwürfel in einer Pfanne mit dem Öl kräftig anbraten. Die Tomatenwürfel unterrühren, Brühe zugießen und alles bei starker Hitze leicht einkochen lassen. Mit Thymian und Rosmarin würzen.
4 Die Fischwürfel zugeben und zugedeckt in 10 Minuten gar ziehen lassen. Mit Pfeffer und Salz abschmecken. Die Sahne unterziehen und mit dem Basilikum bestreuen.

Zutaten
400 g Fischfilet (z. B. Seelachs oder Kabeljau)
300 g Tomaten
500 g Zucchini
1 Zwiebel
2 Zweige Basilikum
1 EL Öl
150 ml Gemüsebrühe
je 1 TL getrockneter
Thymian und Rosmarin
Pfeffer
Meersalz
2 TL saure Sahne

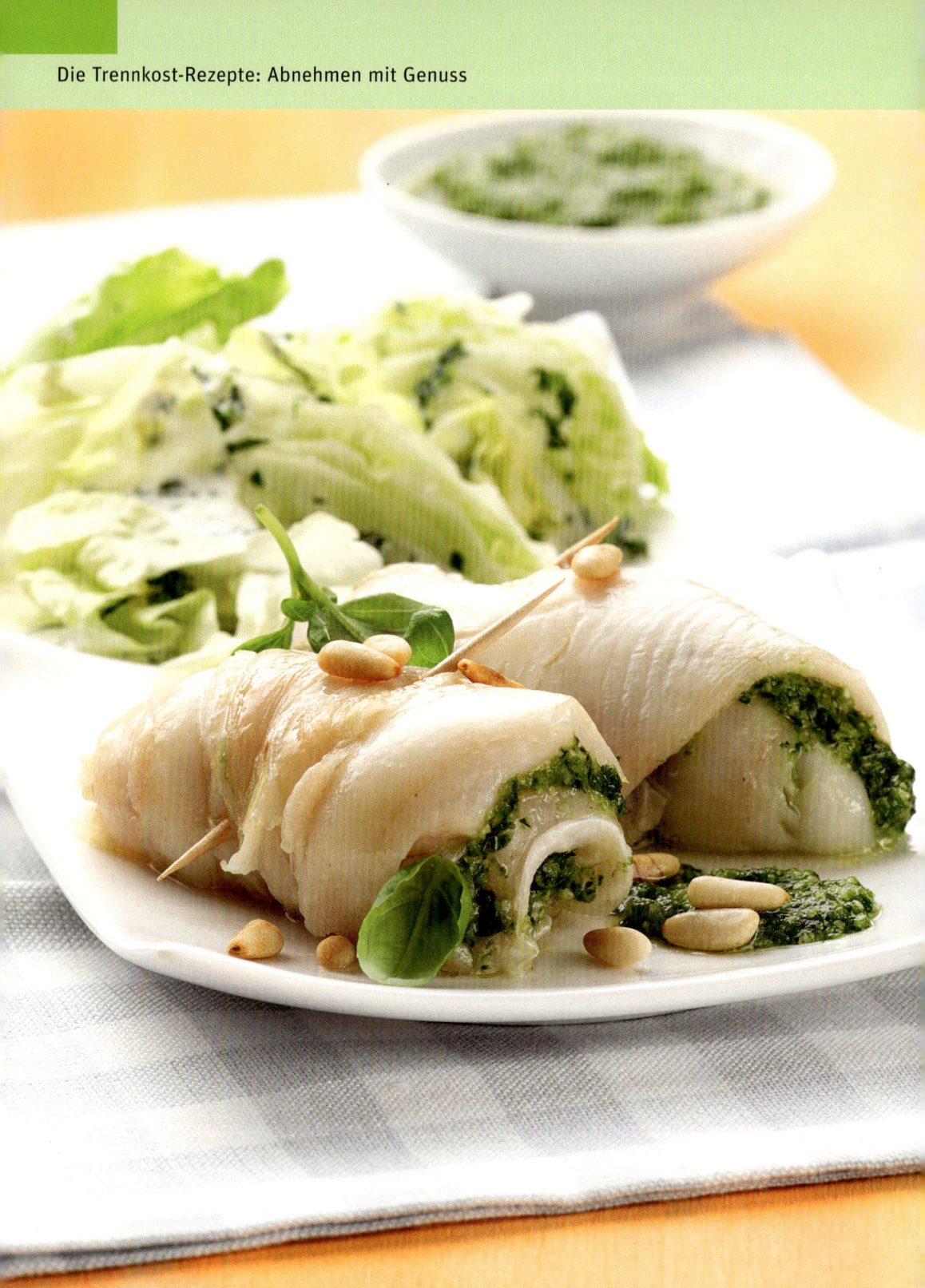

Kräuter-Fisch-Röllchen mit Salat *(Foto)*

♦ Eiweiß | Zubereitungszeit: 35 Min. | 2 Portionen

1 Das Basilikum waschen und die Blättchen abzupfen. Knoblauch und Zwiebel würfeln. Zusammen mit 1 Esslöffel Öl, den Pinienkernen, Pfeffer und Salz mit dem Mixstab pürieren.

2 Die Schollenfilets waschen, trocken tupfen und der Länge nach halbieren. Den Fisch mit der Paste bestreichen, zusammenrollen und mit Holzspießchen feststecken. Die Fischröllchen in einer Pfanne mit 1 Esslöffel Öl zugedeckt in etwa 12 bis 15 Minuten gar ziehen lassen.

3 Den Salat waschen und in mundgerechte Stücke zupfen. Die Petersilie waschen und fein hacken. Die Sojacreme mit dem Zitronensaft, 3 Esslöffeln Wasser, Pfeffer und Salz verrühren. Die Sauce über den Salat gießen, mit Petersilie bestreuen. Die Fischröllchen mit dem Salat servieren.

Zutaten

3 Zweige Basilikum
2 Knoblauchzehen
1 kleine Zwiebel
2 EL Öl
2 EL Pinienkerne
Pfeffer
Meersalz
400 g küchenfertige Schollenfilets
1 Eisbergsalat
1/2 kleines Bund Petersilie
3 EL Sojacreme
2 EL Zitronensaft

Schwertfisch mit gewürzten Zucchinischeiben

♦ Eiweiß | Zubereitungszeit: 25 Min. | 2 Portionen

1 Majoran und Thymian fein hacken. Zucchini waschen und im Ganzen etwa 6 Minuten in gesalzenem Wasser kochen, anschließend in dünne Scheiben schneiden.

2 Für die Marinade 1 Esslöffel Öl mit dem Essig, 3 Esslöffeln Wasser, Pfeffer und Salz verrühren. Die gehackten Kräuter und die Zitronenschale unterrühren. Die Zucchinischeiben auf einer Platte anrichten und mit der Sauce beträufeln.

3 Den Fisch waschen, mit Pfeffer und Salz würzen. Den Knoblauch fein hacken. Knoblauch und Fisch mit dem restlichen Öl in einer Pfanne von beiden Seiten je 4 bis 5 Minuten braten. Mit den Zucchinischeiben servieren.

Zutaten

je 5 Zweige Majoran und Thymian
600 g Zucchini
Meersalz
2 EL Öl
2 EL Balsamico-Essig
Pfeffer
1 TL abgeriebene Schale einer unbehandelten Zitrone
2 Scheiben Schwertfisch (à 200 g)
1 – 2 Knoblauchzehen

Heilbutt in pikanter Orangensauce

Zutaten
1 Kopfsalat
1 EL Öl
1 EL Essig
Meersalz, Pfeffer
1 unbehandelte Orange
1 kleines Stück Ingwer
(haselnussgroß)
2 Heilbuttfilets (à 200 g)
1 EL Olivenöl
1 TL Butter
2 EL Crème fraîche
Meersalz
Chilipulver
1 Kästchen Kresse

♦ Eiweiß | Zubereitungszeit: 25 Min. | 2 Portionen

1 Den Salat waschen und in mundgerechte Stücke zupfen. Mit Öl und Essig beträufeln, salzen und pfeffern.

2 Die Orange schälen. Die Hälfte der Schale in eine Schüssel mit kochendem Wasser geben, 5 Minuten ziehen lassen, dann in feine Streifen schneiden. Den Orangensaft aus der Frucht pressen. Den Ingwer schälen und sehr fein hacken.

3 Den Fisch in Olivenöl und Butter von jeder Seite 3 bis 4 Minuten braten, dann aus der Pfanne nehmen. Orangenschale und Ingwer in die Pfanne geben. Orangensaft, Crème fraîche, Salz und Chili unterrühren und einmal aufkochen lassen. Die Kresse dekorativ auf zwei Tellern verteilen. Den Fisch daraufgeben und mit der Sauce beträufeln. Zusammen mit dem Salat servieren.

Scholle mit Gemüsetatar

Zutaten
2 küchenfertige
Schollenfilets (à 200 g)
2 EL Zitronensaft
Pfeffer
Meersalz
1 Salatgurke
1 rote Paprikaschote
4 EL Mais (TK)
1 kleines Bund
glatte Petersilie
1 EL Essig
(z. B. Himbeeressig)
2 EL Öl

♦ Eiweiß | Zubereitungszeit: 25 Min. | 2 Portionen

1 Die Schollen waschen und trocken tupfen. Mit Zitronensaft beträufeln und mit Pfeffer und Salz würzen.

2 Die Gurke schälen, längs vierteln und in Würfel schneiden. Die Paprikaschote waschen und klein würfeln. Den Mais auftauen lassen. Die Petersilie waschen und fein hacken.

3 Den Essig mit 1 Esslöffel Öl, 6 Esslöffeln Wasser, Pfeffer und Salz verrühren. Gurke, Paprika und Mais in einer Schüssel mischen. Das Dressing über den Salat gießen, mit der Petersilie bestreuen und kurz durchziehen lassen.

4 Das restliche Öl in einer Pfanne erhitzen. Die Schollen in dem restlichen Öl von beiden Seiten jeweils 5 bis 6 Minuten braten. Zusammen mit dem Gemüsetatar servieren.

Schellfisch mit Blumenkohl und Kerbelsauce

♦ Eiweiß | Zubereitungszeit: 40 Min. | 2 Portionen

1 Den Fisch waschen und mit dem Zitronensaft marinieren.
  Das Suppengrün waschen und in Würfel schneiden. Das
  Gemüse zusammen mit Salz, Lorbeerblatt, Nelken, Pfeffer-
  körnern und Wacholderbeeren in einen Topf mit Wasser
  geben und zugedeckt 10 Minuten leicht kochen lassen.
  Dann den Fisch darin in 15 Minuten gar ziehen lassen.
2 Den Blumenkohl waschen und in kleine Röschen teilen. In
  kochendem Salzwasser in 12 bis 15 Minuten bissfest garen.
3 Die Zwiebel würfeln. Petersilie und Kerbel waschen, die
  Blättchen abzupfen und hacken. Die Zwiebelwürfel in der
  Butter goldgelb braten. Mit der Gemüsebrühe löschen,
  kurz aufkochen lassen, dann von der Kochstelle nehmen.
  Die Kräuter zugeben und die Sauce pürieren. Mit Pfeffer
  und Salz würzen und die Sahne unterziehen.
4 Blumenkohl und Fisch zusammen mit der Sauce servieren.

Zutaten
*500 g Schellfisch
(mit Haut)
2 EL Zitronensaft
1 kleines Bund
Suppengrün
Meersalz
1 Lorbeerblatt
einige Nelken,
Pfefferkörner und
Wacholderbeeren
1 Blumenkohl
1 kleine Zwiebel
je ein kleines Bund Petersilie und Kerbel
1 EL Butter
250 ml Gemüsebrühe
Pfeffer
2 EL saure Sahne*

Seezunge auf Tomatenstücken mit Feldsalat

♦ Eiweiß | Zubereitungszeit: 30 Min. | 2 Portionen

1 Den Fisch waschen, trocken tupfen, mit Zitronensaft
  beträufeln und mit Pfeffer und Salz würzen. Die Zwiebel
  abziehen und fein hacken. Die Tomaten mit heißem Wasser überbrühen, abziehen und würfeln. Die Zwiebelwürfel
  in einer Pfanne mit Öl glasig dünsten. Tomaten zugeben
  und 5 Minuten braten. Mit Kräutern der Provence, Chili
  und Salz würzen. Die Crème fraîche unterziehen.
2 Die Fischfilets in Butter von beiden Seiten braten.
3 Den Feldsalat putzen und waschen. Mit Essig, einigen
  Tropfen Öl, Pfeffer und Salz würzen.
4 Den Fisch mit den Tomaten und dem Salat servieren.

Zutaten
*2 Seezungenfilets (à 200 g)
2 EL Zitronensaft
Pfeffer
Meersalz
1 Zwiebel
500 g Tomaten
1 EL Öl
1 TL Kräuter
der Provence
Chilipulver
1 EL Crème fraîche
1 EL Butter
100 g Feldsalat
1 – 2 EL Balsamico-Essig*

Fischfilet in Dill-Safran-Sauce mit Rosenkohl

Zutaten

600 g Rosenkohl
Meersalz
400 g Fischfilet
(z. B. Scholle, Kabeljau
oder Rotbarsch)
Pfeffer
1 EL Öl
1 kleine Zwiebel
1 Bund Dill
200 ml Gemüsebrühe
100 ml trockener
Weißwein
1 Lorbeerblatt
5 Wacholderbeeren
2 EL saure Sahne
1/2 Döschen Safran oder
1/2 TL Kurkuma
1 TL Biobin

◆ Eiweiß | Zubereitungszeit: 40 Min. | 2 Portionen

1 Den Rosenkohl waschen und putzen. In leicht gesalzenem kochendem Wasser 12 bis 15 Minuten garen.

2 Den Fisch kurz waschen, mit Küchenpapier trocken tupfen, eventuelle Gräten entfernen, dann mit Pfeffer und Salz würzen. Das Öl in einer beschichteten Pfanne erhitzen und den Fisch darin bei mittlerer Hitze von jeder Seite 4 bis 6 Minuten braten. Anschließend aus der Pfanne nehmen und im Backofen heiß halten.

3 Die Zwiebel abziehen und in Ringe schneiden. Dill waschen, trocknen und fein hacken.

4 Gemüsebrühe und Weißwein im restlichen Bratfett erhitzen. Die Zwiebelringe, das Lorbeerblatt und die Wacholderbeeren darin bei schwacher Hitze 10 Minuten ziehen lassen. Anschließend durch ein Sieb streichen, die Brühe dabei auffangen.

5 Die Sahne mit der Brühe verrühren und bei starker Hitze etwas einkochen lassen. Mit Safran, Pfeffer und Salz würzen und die Sauce mit Biobin leicht binden. Den gehackten Dill untermischen. Den Fisch zusammen mit dem Rosenkohl anrichten und mit der Sauce überziehen.

TIPP

Biobin ist ein pflanzliches Bindemittel und wird aus den flachen Schoten des Johannisbrotbaums hergestellt. 1 Teelöffel gemahlenes Johannisbrotkernmehl bindet etwa 200 bis 300 Gramm Flüssigkeit. Es ist reich an Vitaminen und Mineralstoffen und wird daher in der Vollwertküche sehr geschätzt. Erhältlich im Reformhaus.

Rote-Bete-Salat mit Matjes

◆ Kohlenhydrate | Zubereitungszeit: 40 Min. | 2 Portionen

1 Die Kartoffeln und die Rote-Bete-Knollen in reichlich Wasser jeweils 20 bis 25 Minuten garen. Anschließend pellen und in kleine Würfel schneiden.
2 Die Zwiebel abziehen und fein hacken. Den Apfel waschen und ebenfalls klein würfeln. Kartoffeln, Rote Bete, Zwiebel und Apfelwürfel in einer Schüssel mischen.
3 Kümmel, Koriander, Wacholderbeeren im Mörser fein zerstoßen. Essig mit 8 Esslöffeln Wasser, Salz, Honig und Crème fraîche verrühren. Die Gewürzmischung unterrühren und den Salat damit anmachen. Mit der Petersilie bestreuen.
4 Die Matjesfilets von den kleinen Gräten befreien und zusammen mit dem Salat servieren.

Zutaten
400 g kleine Pell-kartoffeln
500 g Rote Bete
1 Zwiebel
1 mürber, süßer Apfel
1 – 2 TL Kümmel
1 TL Koriandersamen
2 Wacholderbeeren
2 EL Obstessig
Kräutersalz
1 TL Honig
1 EL Crème fraîche
2 EL gehackte Petersilie
4 Matjesfilets

Meeresfrüchtesalat

◆ Eiweiß | Zubereitungszeit: 30 Min. | 2 Portionen

1 Die gekochten Garnelen, Muscheln und Tintenfische mit Zitronensaft beträufeln, mit Pfeffer und Salz würzen und im Kühlschrank 20 Minuten ziehen lassen.
2 Zwiebel und Knoblauch fein hacken. Zucchini in dünne Scheiben schneiden. Die Paprikaschote und die Tomaten in kleine Würfel schneiden. Den Mais auftauen lassen.
3 Zwiebel und Knoblauch in einer Pfanne mit Öl glasig dünsten. Zucchini und Paprika zugeben. Mit Oregano, Pfeffer und Salz würzen und bei schwacher Hitze 4 bis 5 Minuten braten. Anschließend abkühlen lassen.
4 Tomaten, Mais und die Meeresfrüchte unterheben. Mit Essig und Worcestersauce abschmecken. Den Salat mit der Petersilie garniert servieren.

Zutaten
350 g gekochte Garnelen, Muscheln und kleine Tintenfische
2 EL Zitronensaft
Pfeffer, Meersalz
1 kleine Zwiebel
2 – 3 Knoblauchzehen
300 g Zucchini
1 gelbe Paprika
2 Tomaten
4 EL Mais (TK)
1 EL Öl
Oregano
1 EL Balsamico-Essig
Worcestersauce
2 Zweige glatte Petersilie

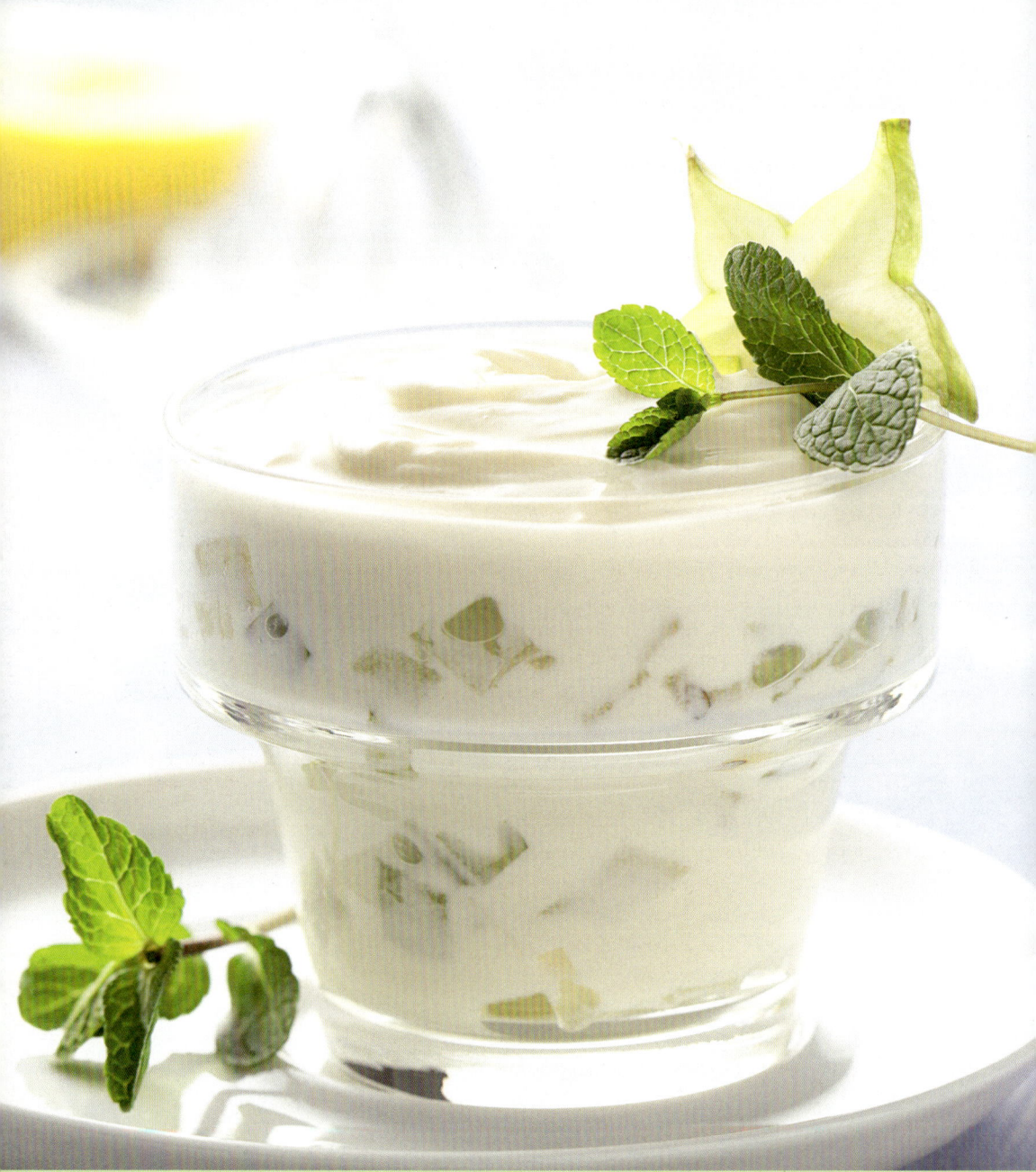

Süße Snacks

Zitronen-Quark-Creme mit Karambole (Foto)

♦ Eiweiß | Zubereitungszeit: 10 Min. | 2 Portionen

1 Die Karambolen waschen. Aus der Mitte heraus vier dünne Scheiben abschneiden, die restlichen Früchte in sehr kleine Würfel schneiden.

2 Den Quark mit dem Zitronensaft, Stevia bzw. Honig cremig verrühren. Die Karambolewürfel unterrühren und in Dessertschälchen geben. Mit den Karambolenscheiben und den Minzeblättchen garnieren.

Zutaten
2 Karambolen
250 g Quark
(20 % Fett i.Tr.)
2 EL Zitronensaft
15 Tropfen Stevia
(siehe Seite 74) oder
2 EL flüssiger Honig
6 Minzeblättchen

Fruchtige Orangenmousse

♦ Eiweiß | Zubereitungszeit: 20 Min. | Kühlzeit: 8 Std. |
2 Portionen

1 Die Gelatine in kaltem Wasser 5 Minuten einweichen.

2 Die Orange schälen, das Fruchtfleisch in Würfel schneiden.

3 Den Orangensaft mit Stevia bzw. Frutilose süßen. Anschließend ganz kurz aufkochen lassen. Die Gelatine ausdrücken und in dem Saft auflösen.

4 Das Eigelb cremig aufschlagen. Den heißen Saft mit dem Schneebesen unter das Eigelb rühren. Abkühlen lassen.

5 Die Sahne steif schlagen, mit dem Joghurt mischen und unter den Orangensaft heben. Die Orangenmousse für 8 Stunden, am besten über Nacht, kalt stellen.

6 Mit den Minzeblättchen garnieren.

Zutaten
2 Blatt Gelatine
1 Orange
200 g frisch gepresster
Orangensaft
12 Tropfen Stevia
(siehe Seite 74) oder
4 EL Frutilose
(Reformhaus)
2 frische Eigelb
100 g Sahne
150 g Joghurt
einige Minzeblättchen

TIPP

Frutilose ist ein eingedickter Apfel-Birnen-Dicksaft mit neutraler Süße. Er ist sehr ergiebig und eignet sich hervorragend für Desserts und Salatsaucen.

Ingwerjoghurt mit Apfelbrei

Zutaten
2 mürbe Äpfel
6 EL Wasser
8 Tropfen Stevia
(siehe Seite 74) oder
1 TL Honig
1/2 TL Zimt
250 g Joghurt
1 kleines Stück Ingwer
(haselnussgroß)

♦ Kohlenhydrate | Zubereitungszeit: 20 Min. | 2 Portionen

1 Die Äpfel schälen, vierteln und die Kerngehäuse entfernen. Die Apfelstücke zusammen mit dem Wasser in einen Topf geben. Alles aufkochen und 10 Minuten leicht kochen lassen.
2 Die Äpfel fein zerstampfen und mit dem Schneebesen locker aufschlagen. Das Kompott mit Stevia oder Honig leicht süßen und den Zimt unterrühren. Das Kompott gut abkühlen lassen, dann locker unter den Joghurt ziehen.
3 Den Ingwer dünn schälen, in feine Würfelchen hacken und untermischen. Eventuell etwas nachsüßen und mit Zimt bestäuben. Gut gekühlt servieren.

Sahniger Fruchtquark

Zutaten
2 EL Pinienkerne
3 unbehandelte
Blutorangen
250 g Quark
(40 % Fett i.Tr.)
10 Tropfen Stevia
(siehe Seite 74)
oder 2 TL Honig

♦ Eiweiß | Zubereitungszeit: 10 Min. | 2 Portionen

1 Die Pinienkerne in einer Pfanne ohne Fett kurz rösten.
2 Eine Orange waschen, abtrocknen und etwa 2 Esslöffel Schale abreiben. Den Saft auspressen. Die beiden anderen Orangen schälen und das Fruchtfleisch in kleine Stücke schneiden.
3 Den Quark mit dem Orangensaft verrühren und mit Stevia bzw. Honig leicht süßen. Orangenwürfel und Schale unterrühren. Mit den Pinienkernen bestreut servieren.

TIPP

Statt der Orangen können Sie auch Obst je nach Saison verwenden, z. B. Erdbeeren, Johannisbeeren, Pfirsiche, Äpfel oder Pflaumen.

Rote Kirsch-Beeren-Grütze

◆ Eiweiß | Zubereitungszeit: 20 Min. | 2 Portionen

1 Die Beeren verlesen, von den Stielen befreien, waschen und gut abtropfen lassen. Die Sauerkirschen waschen und entsteinen.
2 Das Obst in einen Topf geben, Stevia bzw. Honig, Zimtstange, Nelken und einen etwa 10 cm langen Zitronenschalenstreifen zugeben, mit Wasser bedecken und einmal kurz aufkochen lassen. Im offenen Topf 2 bis 3 Minuten leicht kochen lassen.
3 Die Suppe von der Kochstelle nehmen, Zimtstange, Nelken und Zitronenschale entfernen. Das Bindemittel einrühren und nochmals kurz aufwallen lassen. Die Grütze abkühlen lassen und kalt servieren.

Zutaten
200 g frische Beeren
(z. B. Johannisbeeren,
Himbeeren, Brombeeren, Erdbeeren)
250 g Sauerkirschen
20 Tropfen Stevia
(siehe Seite 74)
oder 2 EL Honig
1 Zimtstange
3 Nelken
1 unbehandelte Zitrone
3-4 Messlöffel Biobin
(siehe Seite 68)

Schrebergarten-Obstsalat

◆ Eiweiß | Zubereitungszeit: 15 Min. | 2 Portionen

1 Apfel und Birne waschen, schälen, vierteln, entkernen und in kleine Würfel schneiden. Sofort mit dem Zitronensaft beträufeln.
2 Die Beeren verlesen, von den Stielen befreien, waschen und gut abtropfen lassen. Das Obst in einer Schüssel mischen.
3 Den Honig mit 6 Esslöffeln warmem Wasser und der Zitronenschale verrühren. Das Honigwasser über den Obstsalat geben und mit den gehackten Nüssen bestreut servieren.

Zutaten
1 säuerlicher Apfel
1 Birne
1 EL Zitronensaft
150 g frische Beeren
(z. B. Johannisbeeren,
Himbeeren, Brombeeren, Erdbeeren)
1 EL Honig
1 TL abgeriebene Schale
einer unbehandelten
Zitrone
2 EL gehackte
Haselnüsse

Birnenkompott mit Rosinen

Zutaten
2 Birnen
125 ml Wasser
2 TL Honig
1 kleines Stück
Zimtstange
2 EL Rosinen

♦ Eiweiß | Zubereitungszeit: 15 Min. | Kühlzeit: 2 Std. |
2 Portionen

1 Die Birnen waschen, vierteln, entkernen und in kleine Würfel schneiden. Die Birnenwürfel mit dem Wasser in einen kleinen Topf geben. Alles aufkochen und bei schwacher Hitze 8 bis 10 Minuten kochen lassen.

2 Den Topf von der Kochstelle nehmen, Honig, Zimt und Rosinen unterrühren, anschließend auskühlen lassen. Die Zimtstange entfernen und gekühlt in Schälchen servieren.

Bananenjoghurt mit Apfelstückchen

Zutaten
1 mürber Apfel
1 kleines Stück Ingwer
(haselnussgroß)
1 Banane
250 g Joghurt
10 Tropfen Stevia
(siehe unten)
oder 2 EL Ahornsirup
1 TL Zimt

♦ Kohlenhydrate | Zubereitungszeit: 10 Min. | 2 Portionen

1 Den Apfel waschen, vierteln, entkernen und in kleine Würfel schneiden. Den Ingwer schälen und fein hacken.

2 Die Banane schälen und mit einer Gabel zu Mus zerdrücken. Apfel, Ingwer und Bananenmus unter den Joghurt heben und mit Stevia bzw. Ahornsirup süßen.

3 Den Fruchtjoghurt in Dessertschalen geben und mit dem Zimt bestäuben.

TIPP

Stevia (zu Deutsch: Süßkraut) ist eine Pflanze aus Südamerika, die über eine enorme Süßkraft verfügt. Die Pflanze ist kalorien- und kohlenhydratfrei, toxische Nebenwirkungen sind nicht bekannt. Die Extrakte der Pflanze – es gibt diese in flüssiger Form oder als Pulver – können die 300-fache Süßkraft von raffiniertem Zucker erreichen. (Bezugsquelle siehe Anhang auf Seite 95.)

Feigen-Joghurt-Dessert

♦ Kohlenhydrate | Zubereitungszeit: 35 Min. |
Kühlzeit: etwa 2 Std. | 2 Portionen

1 150 Milliliter Wasser zusammen mit dem Honig in einen
Topf geben und unter Rühren zum Kochen bringen.
2 Die Feigen vorsichtig waschen, in das Honigwasser geben
und zugedeckt bei schwacher Hitze 20 Minuten kochen
lassen. Dabei zwischendurch umrühren. Anschließend vom
Herd nehmen und auskühlen lassen.
3 Joghurt und den Honig-Feigen-Saft miteinander verrühren. Die Feigen zugeben und mit der abgeriebenen Zitronenschale bestreut servieren.

Zutaten
1 EL Honig
6 frische Feigen
200 g Joghurt
1 EL abgeriebene Schale
einer unbehandelten
Zitrone

Heidelbeer-Bananen-Becher

♦ Kohlenhydrate | Gefrierzeit: etwa 3 Std. |
Zubereitungszeit: 10 Min. | 2 Portionen

1 Die Bananen schälen und im Gefrierfach für etwa 3 Stunden frosten. Die gefrorenen Bananen in grobe Stücke bre-
chen und zusammen mit dem Joghurt pürieren.
2 Die gefrorenen Heidelbeeren zusammen mit dem Honig
ebenfalls pürieren. Heidelbeer- und Bananeneis abwechselnd in zwei Dessertgläser füllen, den Ahornsirup darübergeben. Mit den Minzeblättchen servieren.

Zutaten
2 vollreife Bananen
100 g Joghurt
200 g Heidelbeeren
(TK)
1 EL Honig
2 TL Ahornsirup
4 Minzeblättchen

TIPP

Heidelbeeren, die vielseitigen kleinen Beeren, verleihen
Süßspeisen und Backwaren eine fruchtige Note. Da sie
weder die Eiweiß- noch die Kohlenhydratverdauung stören, zählen sie zur neutralen Kost.

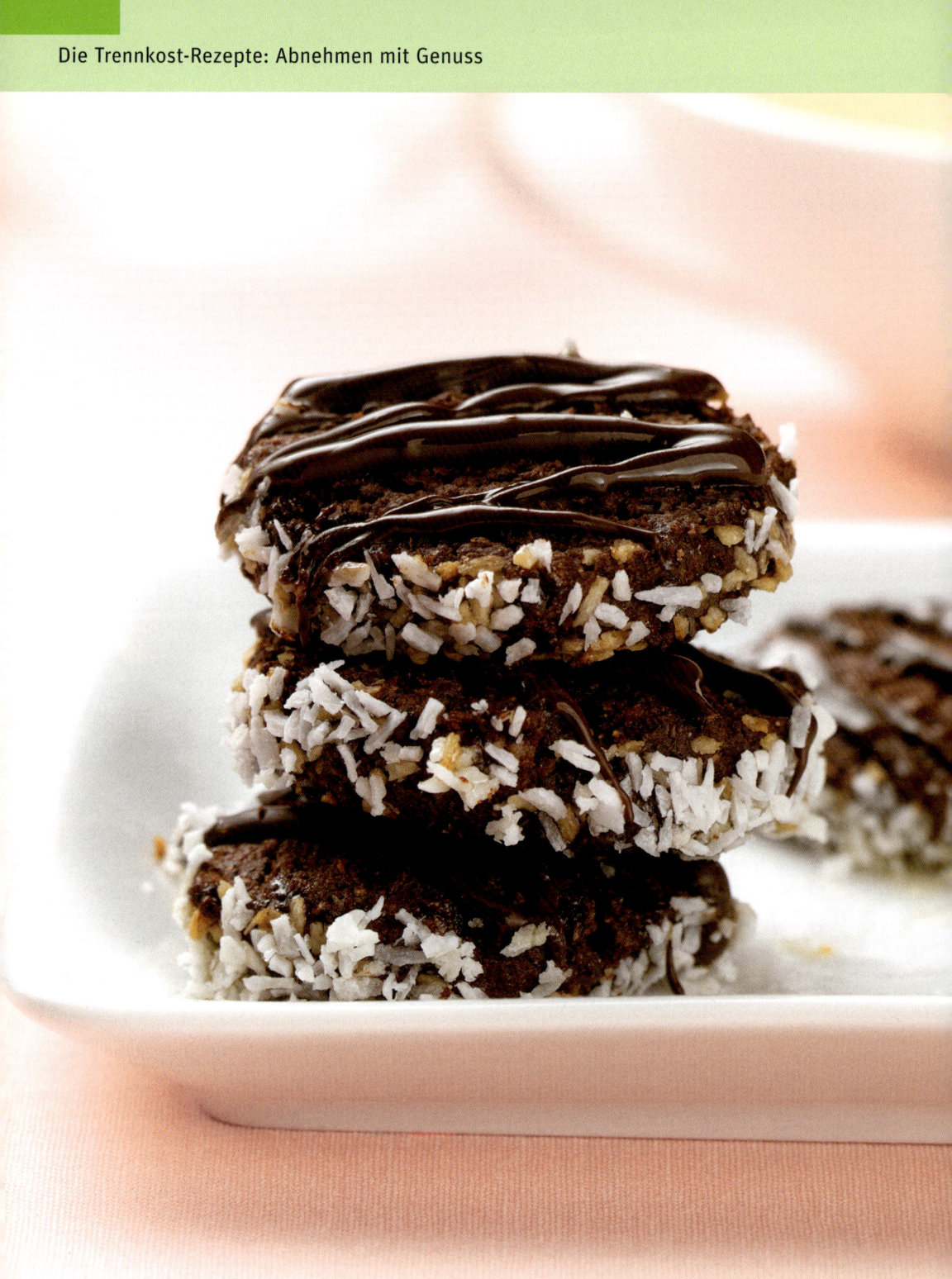

Schokotaler *(Foto)*

◆ Kohlenhydrate | Zubereitungszeit: 15 Min. |
Kühlzeit: 20 Min. | Backzeit: 10 bis 12 Min. | 22 Stück

1 Das Mehl mit dem Backpulver mischen. Das Eigelb schaumig schlagen, den Honig kräftig unterrühren. Löffelweise das Mehl unterrühren.
2 Die Butter zufügen und alles zusammen mit dem Salz und dem Kakao zu einem geschmeidigen Teig verkneten. Im Kühlschrank 20 Minuten fest werden lassen.
3 Aus dem Teig eine Rolle von etwa 4 cm Durchmesser formen und in den Kokosflocken rollen. Ein Backblech mit Backpapier auslegen.
4 Die Rolle in 1 cm breite Scheiben schneiden und auf das Backpapier legen. Die Taler in 10 bis 12 Minuten im Backofen bei 175 °C backen. Anschließend auskühlen lassen und mit weicher Zartbitter-Kuvertüre Schokoladenfäden auf die Taler laufen lassen.

Zutaten
125 g fein gemahlenes Dinkelvollkornmehl
1 TL Weinstein-Backpulver
2 Eigelb
60 g flüssiger Honig
80 g weiche Butter
1/4 TL Meersalz
2 EL Kakaopulver (ohne Zucker)
2 EL Kokosflocken
40 g Zartbitter-Kuvertüre

Mandelplätzchen

◆ Kohlenhydrate | Zubereitungszeit: 15 Min. |
Backzeit: 10 bis 12 Min. | 25 Stück

1 Das Eigelb schaumig schlagen, anschließend den flüssigen Honig unterrühren. Die Butter zufügen und zu einer cremigen Masse rühren.
2 Das Mehl mit dem Backpulver mischen und löffelweise unter den Teig rühren. Die Zitronenschale und die gemahlenen Mandeln unterrühren. Den Backofen auf 180 °C vorheizen und ein Backblech mit Backpapier auslegen.
3 Mit zwei Teelöffeln kleine Häufchen auf das Papier setzen und mit den Mandelblättchen bestreuen. Die Plätzchen im Backofen 10 bis 12 Minuten backen.

Zutaten
2 Eigelb
80 g flüssiger Honig
80 g weiche Butter
80 g fein gemahlenes Dinkelvollkornmehl
1 TL Weinstein-Backpulver
2 TL abgeriebene Schale einer unbehandelten Zitrone
80 g gemahlene Mandeln
3 EL Mandelblättchen

Pflaumen-Limetten-Kompott

12 Pflaumen
Saft einer Limette
1 kleines Stück
Zimtstange
10 Tropfen Stevia
(siehe Seite 74)
oder 2 TL Honig
2 EL Sojacreme
2 TL gehackte Pistazien

◆ Eiweiß | Zubereitungszeit: 15 Min. | 2 Portionen

1 Die Pflaumen waschen, halbieren und mit einem Messer entsteinen. Den Limettensaft mit 125 Millilitern Wasser verdünnen.

2 Den Saft zusammen mit den Pflaumen und der Zimtstange aufkochen und bei schwacher Hitze 3 bis 4 Minuten kochen lassen. Die Zimtstange entfernen.

3 Das Dessert mit Stevia oder Honig süßen und die Sojacreme locker unterziehen. Mit den gehackten Pistazien bestreut servieren.

Erdbeersahne

400 g Erdbeeren
150 g Mandelblättchen
4 Blatt weiße Gelatine
250 g Sahne
500 g Quark
1 TL Stevia
(siehe Seite 74)
oder 3 EL Honig

◆ Eiweiß | Zubereitungszeit: 20 Min. |
Kühlzeit: 4 bis 5 Stunden | 6 Portionen

1 Die Erdbeeren putzen und waschen. Acht kleine Erdbeeren halbieren und für die Garnitur beiseitelegen. Die restlichen Erdbeeren zu Mus zerdrücken.

2 Die Mandelblättchen in einer beschichteten Pfanne ohne Fett kurz rösten, anschließend gleichmäßig auf den Boden einer Springform (26 cm Durchmesser) verteilen.

3 Die Gelatine in kaltem Wasser 5 Minuten quellen lassen. Die Sahne steif schlagen.

4 Quark, Erdbeermus und Stevia bzw. Honig miteinander verrühren. Die Sahne unterheben. Die Gelatine gut ausdrücken, in einem kleinen Topf bei geringer Hitze auflösen und tropfenweise unter den Erdbeerquark rühren.

5 Die Masse auf den Mandelboden geben und glatt streichen. Mit den Erdbeeren garnieren. Im Kühlschrank in etwa 4 bis 5 Stunden schnittfest werden lassen.

Kakijoghurt mit Sharonstückchen

♦ Eiweiß | Zubereitungszeit: 10 Min. | 2 Portionen

1 Die Sharonfrucht schälen, halbieren und die Hälften in schmale Spalten schneiden.
2 Die Kaki halbieren, das Fruchtfleisch mit einem Löffel herausnehmen, dabei Kerne entfernen. Den Joghurt mit Stevia süßen.
3 Das Kaki-Fruchtfleisch zusammen mit dem Joghurt pürieren, anschließend in zwei Dessertschalen geben.
4 Die Sharonspalten darauf anrichten und servieren.

Zutaten
1 Sharonfrucht
1 vollreife Kaki
250 g Joghurt
8 Tropfen Stevia
(siehe Seite 74)
oder 2 TL Honig

Saftiger Apfelkuchen

♦ Kohlenhydrate | Zubereitungszeit: 25 Min. |
Backzeit: 45 bis 50 Min. | 12 Stücke

1 Die Butter mit dem Eigelb und dem Honig schaumig schlagen. Quark, Salz und Zitronenschale unterrühren. Das Mehl mit dem Backpulver mischen und löffelweise unter den Teig rühren.
2 Den Teig in eine runde, gefettete Springform (26 cm Durchmesser) geben und glatt streichen. Die Rosinen mit kochendem Wasser übergießen, 5 Minuten ziehen lassen, dann abgießen.
3 Die Äpfel schälen, vom Kerngehäuse befreien, in kleine Würfel schneiden. Apfelstücke, Rosinen und Mandelsplitter gleichmäßig auf dem Teig verteilen. Den Backofen auf 160 °C vorheizen.
4 Für den Guss die Butter erwärmen. Honig, Sahne und Zimt unterrühren und mit dem Schneebesen schaumig aufschlagen. Den Guss über den Äpfeln verteilen. Im Backofen 45 bis 50 Minuten backen.

Zutaten
50 g flüssige Butter
1 Eigelb
2 EL Honig
125 g Quark
1 Msp. Meersalz
2 TL abgeriebene Schale
einer unbehandelten
Zitrone
125 g fein gemahlenes
Dinkelvollkornmehl
2 TL Weinstein-
Backpulver
Butter für die Form
2 EL Rosinen
3 mürbe Äpfel
2 EL Mandelsplitter
40 g Butter
2 EL Honig
70 g Sahne
1 TL Zimt

Getränke

Zutaten

Tomaten-Kefir mit Basilikum

2 große reife Tomaten
2 – 3 Zweige Basilikum
300 g gekühlter Kefir
Pfeffer
Kräutersalz
Cayennepfeffer
4 Eiswürfel

♦ Neutral | Zubereitungszeit: 10 Min. | 2 Portionen

1 Die Stielansätze der Tomaten entfernen, überbrühen, abziehen und grob würfeln. Die Basilikumblättchen waschen und von den Stielen zupfen. Einige Blättchen für die Garnitur beiseitelegen.
2 Tomatenwürfel, Basilikum und Kefir im Mixer kräftig pürieren. Mit Pfeffer, Salz und Cayennepfeffer abschmecken. Eiswürfel zugeben. Mit den Basilikumblättchen garniert servieren.

Zutaten

Würzige Gurkenbuttermilch

1 Stück Salatgurke
(etwa 10 cm lang)
2 – 3 Blätter Bärlauch
oder 1 Knoblauchzehe
1 kleines Bund Dill
400 g Buttermilch
4 EL zerstoßenes Eis
1 Msp. Chilipulver
Meersalz

♦ Neutral | Zubereitungszeit: 10 Min. | 2 Portionen

1 Die Gurke schälen und in grobe Stücke schneiden. Bärlauch und Dill waschen und grob hacken. Etwas Dill beiseitelegen.
2 Die Gurkenwürfel mit dem Bärlauch, dem Dill und der Buttermilch fein pürieren. Das zerstoßene Eis zugeben. Mit Chili und Salz würzen.
3 Die Gurkenbuttermilch in Gläser füllen und mit dem Dill bestreut servieren.

TIPP

Wenn Sie keinen Eiscrusher zur Verfügung haben, legen Sie einfach die Eiswürfel zwischen ein sauberes Geschirrtuch und schlagen diese mit dem Nudelholz oder Hammer klein.

Erfrischendes Pfefferminzgetränk

◆ Neutral | Zubereitungszeit: 10 Min. | 2 Portionen

1 Die Minze waschen, abtropfen lassen und grob hacken. Den Ingwer fein schälen und in dünne Scheiben schneiden. Die Zitrone kalt abspülen und mitsamt der Schale in kleine Stücke schneiden.
2 Alles in einen Krug geben, mit einem Holzlöffel stampfen und mit Stevia bzw. Frutilose süßen. Die Eiswürfel zugeben und mit dem Mineralwasser auffüllen. In Longdrinkgläsern servieren.

Zutaten
1 Bund frische Pfefferminze
1 Stück Ingwer (etwa haselnussgroß)
1 kleine, unbehandelte Zitrone
12 Tropfen Stevia oder 2 EL Frutilose (Reformhaus)
3 – 5 Eiswürfel
750 ml Mineralwasser

Ingwertee

◆ Neutral | Zubereitungszeit: 5 Min. | 4 bis 5 Gläser

1 Den Ingwer dünn schälen, in feine Scheiben schneiden, in eine Kanne geben und mit 1 Liter kochendem Wasser übergießen.
2 Rosinen, Kardamom und Zimt zugeben und mit dem Stevia bzw. Honig leicht süßen. Ziehen lassen.
3 Ingwer und Rosinen können mitgegessen werden. Der Tee schmeckt heiß und kalt sehr gut.

Zutaten
1 Stück Ingwer (etwa haselnussgroß)
2 EL Rosinen
je 1 Msp. Kardamom und Zimt
8 Tropfen Stevia (siehe Seite 74) oder 1 TL Honig

TIPP

Ingwer wird bei uns leider viel zu wenig verwendet. Dabei gilt er als wichtige Magenmedizin und wirkt gegen alle Arten von Übelkeit. Ingwer tötet im Mund-, Magen- und Darmbereich Bakterien ab, wirkt entzündungshemmend und entgiftend und beugt Blutverklumpungen vor, die zu Thrombosen führen können.

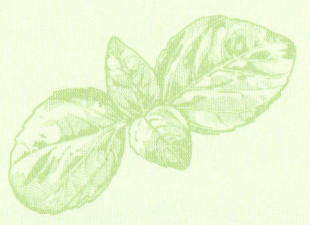

Wochenplan 1

	Tag 1	Tag 2	Tag 3
Frühstück	Gemüse-Suppen-Tag	Müsli nach Dr. Budwig **Eiweiß** *Seite 26*	Frischkäsebrot mit Paprikastückchen **Kohlenhydrate** *Seite 24*
Snack	oder Salat-Obst-Tag	2 Möhren (pro Person) **neutral**	250 g Kefir (pro Person) **neutral**
Mittag	oder Kartoffel-Trink-Tag	Hähnchenbrust mit feinem Gemüse **Eiweiß** *Seite 53*	Kartoffelpüree mit Kraut und geschmorten Äpfeln **Kohlenhydrate** *Seite 45*
Snack	*Anleitung siehe* *Seite 12*	1 großer abgelagerter Apfel (pro Person) **Kohlenhydrate**	1/2 Gurke geschält, in Scheiben (pro Person) **neutral**
Abend		Spaghetti in grüner Gemüsepfanne **Kohlenhydrate** *Seite 41*	Schellfisch mit Blumenkohl und Kerbelsauce **Eiweiß** *Seite 67*

Tag 4	Tag 5	Tag 6	Tag 7
Obstfrühstück: Obst der Saison in beliebiger Menge **Eiweiß**	Fruchtmüsli mit Ahornsirup **Kohlenhydrate** *Seite 26*	Bananenbrot mit Sonnenblumenkernen **Kohlenhydrate** *Seite 25*	Thailändisches Rührei **Eiweiß** *Seite 61*
100 g körniger Frischkäse (pro Person) **neutral**	1/2 Avocado (pro Person) **neutral**	1/4 l frisch gepresster Orangensaft (pro Person) **Eiweiß**	1 Stück frisches Obst (pro Person) **Eiweiß**
Kohlrabigemüse mit Bratwurst **Eiweiß** *Seite 56*	Lachskoteletts mit Gurkensalat **Eiweiß** *Seite 63*	Ungarische Bauernsuppe **Kohlenhydrate** *Seite 44*	Rindfleischtopf nach Balkanart **Eiweiß** *Seite 56*
1 Banane (pro Person) **Kohlenhydrate**	150 g Joghurt mit 1 TL gehackten Nüssen und 1 TL Honig (pro Person) **neutral**	Birnenkompott mit Rosinen **Eiweiß** *Seite 74*	Erdbeersahne **Eiweiß** *Seite 78*
Bulgur-Salat mit Schafskäse **Kohlenhydrate** *Seite 50*	Pasta mit Brokkoli aus dem Wok **Kohlenhydrate** *Seite 42*	Fruchtiger Geflügelsalat **Eiweiß** *Seite 35*	Röstbrot mit Tomatenmischung **Kohlenhydrate** *Seite 24*

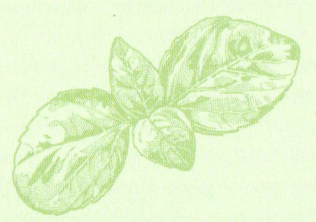

Wochenplan 2

	Tag 1	Tag 2	Tag 3
Frühstück	Müsli nach Dr. Budwig **Eiweiß** *Seite 26*	1 Vollkornbrötchen, mit etwas Butter und Honig (pro Person) **Kohlenhydrate**	Fruchtmüsli mit Ahornsirup **Kohlenhydrate** *Seite 26*
Snack	1 Mandarine (pro Person) **Eiweiß**	1 Stück frisches Obst (pro Person) **Eiweiß**	1/4 l frisch gepresster Orangensaft (pro Person) **Eiweiß**
Mittag	Gewürzreis mit Currybanane **Kohlenhydrate** *Seite 48*	Kartoffel-Gurken-Pfanne mit Hüttenkäse **Kohlenhydrate** *Seite 47*	Fruchtiger Kopfsalat mit Krabben **Eiweiß** *Seite 33*
Snack	1 großer abgelagerter Apfel (pro Person) **Kohlenhydrate**	200 g Sauerkraut (pro Person) **neutral**	1 Kohlrabi geschält, in Spalten geschnitten (pro Person) **neutral**
Abend	Schafskäse in Folie mit Tomatensalat **neutral** *Seite 59*	Appenzeller Käsesalat **neutral** *Seite 59*	Hähnchenbrust mit feinem Gemüse **Eiweiß** *Seite 53*

Tag 4	Tag 5	Tag 6	Tag 7
Obstfrühstück: Obst der Saison in beliebiger Menge **Eiweiß**	Frischkäsebrot mit Paprikastückchen **Kohlenhydrate** *Seite 24*	Dattelmüsli mit Keimlingen **Kohlenhydrate** *Seite 25*	Thailändisches Rührei **Eiweiß** *Seite 61*
1 Fleischtomate mit 50 g Mozzarella (pro Person) **neutral**	1 Stück frisches Obst (pro Person) **Eiweiß**	1/4 l frisch gepresster Orangensaft (pro Person) **Eiweiß**	1 großer säuerlicher Apfel (pro Person) **Eiweiß**
Scholle mit Gemüsetatar **Eiweiß** *Seite 66*	Schnelles Eierpfännchen mit Rahmspinat **Eiweiß** *Seite 60*	Gemüse-Dinkel-Suppe mit Ei **Kohlenhydrate** *Seite 50*	Zitronen-Kalbsschnitzel mit Gemüsesalat **Eiweiß** *Seite 57*
150 g Joghurt mit 1 TL gehackten Nüssen und 1 TL Honig (pro Person) **neutral**	1 Banane (pro Person) **Kohlenhydrate**	Heidelbeer-Bananen-Becher **Kohlenhydrate** *Seite 75*	200 g Beerenobst mit 2 EL geschlagener Sahne (pro Person) **Eiweiß**
Spaghetti in grüner Gemüsepfanne **Kohlenhydrate** *Seite 41*	Bunter Gemüseauflauf mit Käsekruste **Kohlenhydrate** *Seite 47*	Spanischer Bohnensalat mit Thunfisch **Eiweiß** *Seite 33*	Lollo Rosso mit gebratenen Champignons *Seite 31* **neutral**

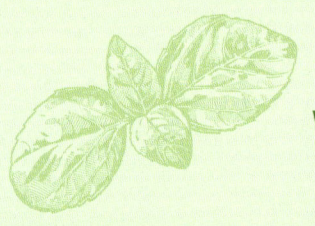

Wochenplan 3

	Tag 1	Tag 2	Tag 3
Frühstück	Obstfrühstück: Obst der Saison in beliebiger Menge **Eiweiß**	Fruchtiges Dinkelmüsli **Kohlenhydrate** *Seite 27*	Frischkäsebrot mit Paprikastückchen **Kohlenhydrate** *Seite 24*
Snack	1 gekochtes Ei (pro Person) **Eiweiß**	100 g körniger Frischkäse (pro Person) **neutral**	1/4 l frisch gepresster Orangensaft (pro Person) **Eiweiß**
Mittag	Ungarische Bauernsuppe **Kohlenhydrate** *Seite 44*	Scharfer Bohnen-Tomaten-Eintopf **Eiweiß** *Seite 55*	Lachskoteletts mit Gurkensalat **Eiweiß** *Seite 63*
Snack	1 Kohlrabi geschält, in Spalten (pro Person) **neutral**	1 Banane (pro Person) **Kohlenhydrate**	1 großer abgelagerter Apfel (pro Person) **Kohlenhydrate**
Abend	Chicorée mit Lachscreme **neutral** *Seite 30*	Romanosalat mit Eiersauce **Eiweiß** *Seite 31*	Bulgur-Salat mit Schafskäse **Kohlenhydrate** *Seite 50*

Tag 4	Tag 5	Tag 6	Tag 7
Müsli nach Dr. Budwig **Eiweiß** *Seite 26*	Fruchtmüsli mit Ahornsirup **Kohlenhydrate** *Seite 26*	Thailändisches Rührei **Eiweiß** *Seite 61*	Bananenbrot mit Sonnenblumen-kernen **Kohlenhydrate** *Seite 25*
1 Stück frisches Obst (pro Person) **Eiweiß**	2 Möhren (pro Person) **neutral**	1/4 l frisch ge-presster Orangen-saft (pro Person) **Eiweiß**	1 Stück frisches Obst (pro Person) **Eiweiß**
Gemüse-Risotto **Kohlenhydrate** *Seite 49*	Wok-Gemüse mit Garnelen **Eiweiß** *Seite 62*	Italienischer Gemüseeintopf mit Würstchen **Eiweiß** *Seite 38*	Zitronen-Kalbs-schnitzel mit Gemüsesalat **Eiweiß** *Seite 57*
200 g Sauerkraut (pro Person) **neutral**	100 g körniger Frischkäse (pro Person) **neutral**	1 Stück saftiger Apfelkuchen (pro Person) **Kohlenhydrate** *Seite 79*	Feigen-Joghurt-Dessert **Kohlenhydrate** *Seite 75*
Fruchtiger Geflügelsalat **Eiweiß** *Seite 35*	Asia-Pfanne **Kohlenhydrate** *Seite 43*	Pasta mit Brokkoli aus dem Wok **Kohlenhydrate** *Seite 42*	Gefüllte Tomaten mit Gemüsecreme **neutral** *Seite 30*

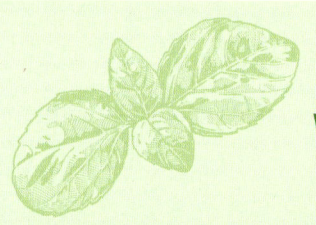

Wochenplan 4

	Tag 1	Tag 2	Tag 3
Frühstück	1 Vollkornbröt-chen, mit etwas Butter und Honig (pro Person) **Kohlenhydrate**	Müsli nach Dr. Budwig **Eiweiß** *Seite 26*	Obstfrühstück: Obst der Saison in belie-biger Menge **Eiweiß**
Snack	1 großer abgela-gerter Apfel (pro Person) **Kohlenhydrate**	1/4 l frisch ge-presster Orangen-saft (pro Person) **Eiweiß**	100 g körniger Frischkäse (pro Person) **neutral**
Mittag	Bauernpfanne mit Salami **Kohlenhydrate** *Seite 45*	Französisches Fischragout **Eiweiß** *Seite 63*	Kartoffelpüree mit Kraut und geschmorten Äpfeln **Kohlenhydrate** *Seite 45*
Snack	1/2 Gurke geschält, in Scheiben (pro Person) **neutral**	1/2 Avocado (pro Person) **neutral**	200 g Sauerkraut (pro Person) **neutral**
Abend	Kohlrabigemüse mit Bratwurst **Eiweiß** *Seite 56*	Pasta mit Brokkoli aus dem Wok **Kohlenhydrate** *Seite 42*	Rindfleischtopf nach Balkanart **Eiweiß** *Seite 56*

Tag 4	Tag 5	Tag 6	Tag 7
Dattelmüsli mit Keimlingen **Kohlenhydrate** *Seite 25*	Frischkäsebrot mit Paprikastückchen **Kohlenhydrate** *Seite 24*	Fruchtmüsli mit Ahornsirup **Kohlenhydrate** *Seite 26*	Sahniger Frucht-quark **Kohlenhydrate** *Seite 72*
1 Stück frisches Obst (pro Person) **Eiweiß**	Tomaten-Kefir mit Basilikum **neutral** *Seite 80*	1 große Orange (pro Person) **Eiweiß**	4 getrocknete Apri-kosen (pro Person) **Kohlenhydrate**
Schnelles Eierpfänn-chen mit Rahmspinat **Eiweiß** *Seite 60*	Schellfisch mit Blumenkohl und Kerbelsauce **Eiweiß** *Seite 67*	Meeresfrüchte-salat **Eiweiß** *Seite 69*	Hähnchenbrust mit feinem Gemüse **Eiweiß** *Seite 53*
1 Banane (pro Person) **Kohlenhydrate**	1 Kohlrabi geschält, in Spal-ten (pro Person) **neutral**	Kakijoghurt mit Sharon-stückchen **Eiweiß** *Seite 79*	Heidelbeer-Bananen-Becher **Kohlenhydrate** *Seite 75*
Kartoffelsalat mit Rucola und Forellenfilets **Kohlenhydrate** *Seite 44*	Gemüse-Risotto **Kohlenhydrate** *Seite 49*	Spaghetti in grüner Gemüse-pfanne **Kohlenhydrate** *Seite 41*	Appenzeller Käsesalat **neutral** *Seite 59*

Mengenplan

So funktioniert's

Mit Hilfe dieses Plans brauchen Sie keine Kalorien oder Fette mehr zu zählen. Hier sehen Sie, welche Mengen für die Kategorien Frühstück, Hauptgericht oder Snack für eine Person angemessen sind. Einfach und schnell, ohne sich kasteien zu müssen, erreichen Sie mit diesem Plan Ihr Wohlfühlgewicht.

- **Ganz wichtig:** Trinken Sie tagsüber jede Stunde 1 Glas Wasser.

Frühstück

Sie haben die Wahl zwischen einem Obstfrühstück, einem eiweißreichen und einem kohlenhydratreichen Frühstück.

Obstfrühstück

Frisches Obst der Saison in beliebiger Menge.

Beispiele:

Ananas • Erdbeeren • Himbeeren • Brombeeren • Äpfel • Birnen • Pfirsiche • Aprikosen • Kiwis • Kirschen • Mirabellen • Nektarinen (siehe Kombiplan, Seiten 16 bis 19)

- **Hinweis:** Mischen Sie fruchtsäurehaltige Obstsorten nicht mit Bananen, Feigen oder Datteln.

Eiweißreiches Frühstück

2 Eier in jeder Form und Zubereitungsart: gefüllte oder gekochte Eier, Omelett, pochierte Eier, Rühr- oder Spiegeleier

Dazu in beliebiger Menge: Tomaten, Gurken, Paprikaschoten, Radieschen oder ein anderes Gemüse, aber kein Brot

Kohlenhydratreiches Frühstück

▶ 1 Scheibe Vollkornbrot (50 g) oder 1 Vollkornbrötchen oder 3 Scheiben Vollkornknäckebrot; diese dünn mit Butter bestreichen und mit Folgendem belegen bzw. bestreichen: 30 g Wurst (ca. 3 dünne Scheiben) oder 30 g Käse (ca. 1 Scheibe) oder 50 g Quark (ca. 2 EL).

Dazu in beliebiger Menge: Tomaten, Gurken, Paprikaschoten, Radieschen oder ein anderes Gemüse

- **Hinweis:** Da es keine hundertprozentige Trennung der Nahrungsmittel gibt, können Sie das Brot mit 30 Gramm Wurst oder Käse nach Wahl belegen. Weitere Ideen für Brotbelag finden Sie im Kombiplan.

▶ 1 Müsli (siehe Rezeptteil)

● **Hinweis:** Getreideflocken oder Müslis nicht mit fruchtsäurehaltigen Obstsorten kombinieren. Auch keine Milch verwenden, da diese in Verbindung mit Kohlenhydraten noch schwerer verdaulich wird. Harmonischer werden Müslis mit kohlenhydratreichen Obstsorten und mit gesäuerten Milchprodukten oder Sahne-Wasser-Gemisch (1/3 Sahne auf 2/3 Wasser) oder Reismilch.

Wenn Sie auf Ihren Kaffee oder schwarzen Tee nicht verzichten möchten, verfeinern Sie diesen mit etwas Sahne. Zum Süßen bietet sich Stevia flüssig, Fruchtzucker oder Agavendicksaft an.
Wichtig: Kauen Sie jeden Bissen sorgfältig. Kaffee oder Tee ist kein Speichelersatz.

Snacks
● 200 g frisches Obst der Saison
● Rohkost in beliebiger Menge
● 100 g Obst, dazu 1/8 l Milch
● 200 g gesäuerte Milchprodukte wie z. B. Kefir, Buttermilch, Trinksauermilch, Joghurt

Mittag- und Abendessen (Hauptgericht)
Sie haben jeweils die Wahl zwischen einer überwiegend eiweißreichen oder kohlenhydratreichen Mahlzeit.

Eiweißreiches Hauptgericht
● 150 – 200 g Fleisch oder
● 150 – 200 g Fisch oder
● 2 Eier oder
● 60 g Käse oder
● 100 g gegarte Wurstsorten
Essen Sie dazu 400 g Gemüse oder Salat.

Kohlenhydratreiches Hauptgericht
● 50 g Getreide (roh gewogen) oder
● 60 g Naturreis (roh gewogen) oder
● 90 g Vollkornnudeln (roh gewogen) oder
● 200 g Kartoffeln
Essen Sie dazu 400 g Gemüse oder Salat.

Bedienen Sie sich zusätzlich des großen Kombiplans (Seiten 16 bis 19). Wählen Sie aus der Kombigruppe Teil 1 sparsam und aus der Kombigruppe Teil 2 reichlich aus, was Sie mögen.

● **Hinweis:** Bei der Zusammenstellung der Hauptmahlzeiten gelten folgende Faustregeln:

● Bei einer Eiweißmahlzeit wählen Sie 1 Teil Fleisch, Fisch, Käse oder Eier, dazu 3 bis 4 Teile Gemüse oder Salate.
● Bei einer Kohlenhydratmahlzeit wählen Sie 1 Teil Kartoffeln, Naturreis, Getreide oder Nudeln, dazu 3 bis 4 Teile Gemüse oder Salate.

Rezeptregister

Sachregister

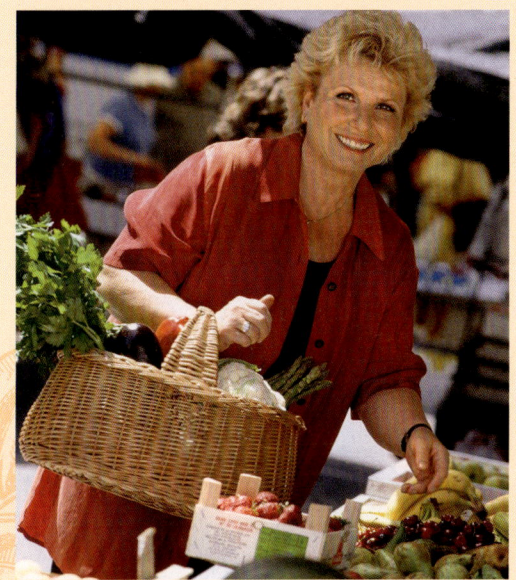

Zur Autorin

Ursula Summ, Bestsellerautorin zahlreicher Trennkost-Bücher, betreut seit vielen Jahren Gruppen mit Übergewichtigen und entwickelte aus diesen Erfahrungen heraus ein überzeugend einfaches Abnehmprogramm.

Trennkost-Club Ursula Summ
Buzon N° 356
Calle Patricio Ferrandiz 40
E – 03700 Denia /Alicante
Spanien
Tel. 00 34 / 96 / 6 42 11 20
Fax 00 34 / 96 / 5 78 47 15

E-Mail: info@trennkost.de
Homepage: www.trennkost.de

Bezugshinweise zu Stevia

Nähere Informationen zu Stevia und Bezugsadressen von Produkten auf Stevia-Basis finden Sie unter folgenden Adressen:

El Compra
Naturwaren
In der Hohl 8
56630 Kretz
Tel. 0 26 32 / 94 63 60
E-Mail: naturwaren@elcompra.de
Homepage: www.elcompra.de

MedHerbs –
Kräuter für Leib und Seele
Aunelstr. 70
65199 Wiesbaden
Tel. 06 11 / 8 46 00 15
E-Mail: info@medherbs.de
Homepage: www.medherbs.de

Weitere Internet-Adresse:
www.freestevia.de

Bibliografische Information der Deutschen Nationalbibliothek
Die Deutsche Nationalbibliothek verzeichnet diese Publikation in der Deutschen Nationalbibliografie; detaillierte bibliografische Daten sind im Internet über http://dnb.d-nb.de abrufbar.

© 2008 Knaur Ratgeber Verlag
Ein Unternehmen der Droemerschen Verlagsanstalt Th. Knaur Nachf. GmbH & Co. KG, München
Alle Rechte vorbehalten.

Wichtiger Hinweis
Die im Buch veröffentlichten Ratschläge wurden von Verfasserin und Verlag mit größter Sorgfalt erarbeitet und geprüft. Eine Garantie kann jedoch nicht übernommen werden. Ebenso ist eine Haftung der Verfasserin bzw. des Verlages und seiner Beauftragten für Personen-, Sach- oder Vermögensschäden ausgeschlossen.

Projektleitung: Nadine Widl
Redaktion: Annette Barth
Umschlagfoto: Studio Seiffe, Hamburg
Rezeptfotos: Studio Seiffe, Hamburg
Fotos: Stockfood / Foodfolio S. 4,
Karl Newedel S. 20; Norbert Hellinger S. 95
Illustration: Gisela Rüger
Bildredaktion: Sylvie Busche (Ltg.),
Markus Röleke
Umschlaggestaltung, Layout und Satz:
griesbeckdesign, München
Reproduktion: Repro Ludwig,
A–Zell am See
Druck und Bindung: Firmengruppe APPL,
aprinta druck, Wemding

Printed in Germany

ISBN 978-3-426-64830-8

5   4   3   2   1

Bitte besuchen Sie uns auch im Internet unter der Adresse: www.knaur-ratgeber.de